VOLUME 73

DE CHEMIE VAN KANKER

TAUTOMERISME EN METHYLERING

LAATSTE EDITIE AUGUSTUS 2022

Carlos L Partidas

DEDICATIE

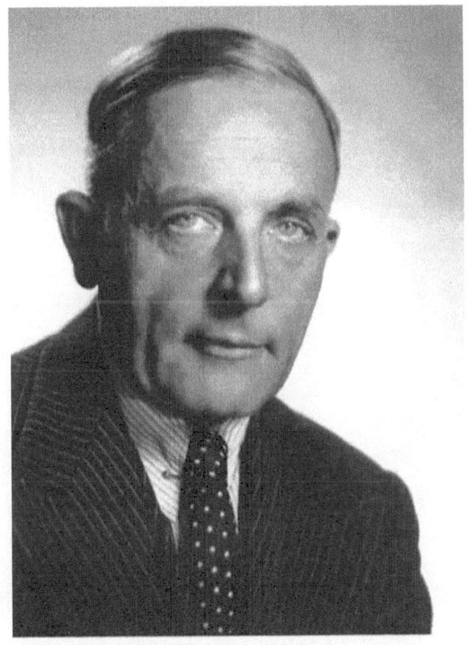

Duits fysioloog en biochemicus Otto Heinrich Warburg, die ontdekte dat kankercellen leven in een zure omgeving zonder zuurstof

INHOUDSOPGAVE

BEVESTIGING

LEVENDE WEZENS, DIE IN DIT FYSIEKE STATION VAN DE
ENERGIENIVEAUS LEVEN, OM TIJDELIJK OP AARDE TE ZIJN

Hoofdstuk 1

ZUUR-BASE-EVENWICHT

Om calorische energie te produceren, kunnen de mitochondriën van gezonde cellen dit doen met de suiker glucose en zuurstof. Glucose is afkomstig van koolhydraten via de voeding, en zuurstof van de ademhaling via hemoglobinetransport. Na de opwekking van energie ontstaat in de mitochondriën kooldioxide als afvalproduct. Als er echter geen zuurstof via de ademhaling binnenkomt omdat de hemoglobine geblokkeerd is als gevolg van een door urinezuur veroorzaakte acidose, zullen de mitochondriën hun toevlucht nemen tot het proces van glucosefermentatie, ook bekend als glycolyse. Wanneer de energieproductie in de vorm van warmte via de glycolyse verloopt, zal in de mitochondriën lactaat ontstaan in plaats van kooldioxide.

In gezonde cellen gebruiken de mitochondriën deze twee wegen om warmte-energie te produceren, aangezien het proces afhangt van hoe de celademhaling van elk levend wezen is aangepast: toen wij bijvoorbeeld nog een kiem waren, was er geen zuurstof in de mitochondriën in de staarten van het sperma. In die tijd was fructose de suiker voor de energieproductie. Bij de afbraak van fructose ontstaat geen lactaat, maar glucose en galactose. Fructose is dus de suiker die bij alle mannelijke zoogdieren in haploïde vorm in de gonaden aanwezig is.

Wanneer het sperma wordt ingebracht in de andere haploïde, d.w.z. de eicel, gaat de replicatie door tot de veroudering; zij doorloopt de stadia van een embryo en een baby in de baarmoeder tot de geboorte plaatsvindt. De cellen van het embryo hebben glucose en zuurstof nodig om zich te kunnen vermenigvuldigen; daarom zijn deze twee stoffen aanwezig in het bloed van de moeder waar het embryo groeit, en uit het bloed van de moeder zal het embryo de voedingsstoffen halen die nodig zijn voor de celgroei of -vermenigvuldiging. Voor de ademhaling van zijn cellen in de baarmoeder zal de baby gebruik maken van de glucose en de zuurstof die door de moeder worden geleverd.

De toevoer van voedingsstoffen naar het embryo zal dus afhangen van de ademhaling van de moeder en het soort voedsel dat zij eet. Indien geen zuurstof de mitochondriën van de cellen van de foetus bereikt, zullen de mitochondriën hun toevlucht nemen tot het fermentatieproces. Dit zal echter niet meer gebeuren door gisting van fructose, maar door glycolyse van glucose. Via deze ademhalingsroute zal dus lactaat worden geproduceerd.

Door de slaap zal er meer zuurstof zijn; en lactaat zal weer worden omgezet in pyruvaat en pyruvaat zal weer worden omgezet in glucose. Dus, het leven van het embryo, en wanneer het embryo uitgroeit tot een baby in de baarmoeder, zal de ademhaling van zijn cellen verlopen via de normale zuurstof-glucose route, die afhankelijk is van de ademhaling en het voedsel van de moeder.

Na de geboorte moet de voeding komen van de moedermelk. De suiker in de moedermelk is lactose. Uit lactose kan de baby de suikers glucose en galactose halen. Uit glucose kan de baby de calorische energie halen voor de mitochondriën van zijn cellen, terwijl uit de suiker galactose de baby de basisvoedingsstoffen kan halen voor de verdere vorming van het zenuwstelsel.

Aanvankelijk produceert de pasgeborene niet voldoende speeksel in de mond, zodat de baby, om uit de moedermelk deze verbindingen te halen die nodig zijn voor de energie en de versterking van het zenuwstelsel uit de galactose, het enzym lactase in zijn dunne darm heeft. Het enzym lactase begint te verdwijnen wanneer de baby speeksel in de mond produceert, aangezien het enzym amylase de baby in staat stelt glucose te verkrijgen uit de afbraak van koolhydraten in de voeding. Zuurstof wordt nog steeds verkregen door ademhaling, maar waar dit gebeurt hangt af van de zuurgraad van het bloed.

In de alveoli is de zuurtegraad lager, zodat koolzuur wordt afgebroken tot waterdamp en kooldioxide. Het koolzuur wordt vanuit de periferie van de cellen getransporteerd door hemoglobine. Hemoglobine heeft vier heemgroepen; en elke heemgroep is gebonden aan een zuurstofatoom. Wanneer de heemgroep na het uitademen leeg is, bindt hemoglobine zich dus met 4 zuurstofmoleculen in de longblaasjes en voert ze naar de periferie van de cel.

Wat hemoglobine ertoe brengt zuurstof in de cellen te brengen en koolzuur naar de longen te transporteren, is een verandering in de zuurtegraad. In het binnenste van de cellen is de zuurgraad neutraal, d.w.z. dat de pH-waarde 7,00 bedraagt; in de longen daarentegen bedraagt de zuurgraad 7,40. Het is dezelfde hemoglobine-molecule die zuurstof van de longen naar de periferie van de cel transporteert en koolzuur van de periferie van de cel naar de longen transporteert.

In de periferie van de cellen is de zuurgraad hoger; daarom wisselt hemoglobine met myoglobine de uit de longen aangevoerde zuurstof uit tegen het koolzuur dat door de mitochondriën in de cellen wordt geproduceerd. Myoglobine heeft slechts één heemgroep en daarom is myoglobine kleiner dan hemoglobine. Myoglobine is overvloediger in het bloed in verhouding tot de hoeveelheid hemoglobine. Omdat het kleiner is dan hemoglobine, kan myoglobine de cellen binnendringen om zuurstof naar de mitochondriën te brengen. Myoglobine is rood van kleur en omdat het overvloediger aanwezig is, is myoglobine de zuurstofreserve voor de cellen. Myoglobine is de stof die het bloed zijn rode kleur geeft.

In de celperiferie bindt hemoglobine bij voorkeur koolzuur met zuurstof, omdat in de celperiferie de zuurgraad hoger is dan in de longen.

Het reductiesysteem in cellen met een normale zuurgraad voorkomt dat de zuurgraad in de cel stijgt.

Als het bloed zuur wordt, kan de hemoglobine niet worden vrijgemaakt van het koolzuur; daarom is er geen zuurstoftransport naar de mitochondriën van de cellen. Als er geen zuurstof in de mitochondriën is, zullen de mitochondriën energie produceren via de tweede route, d.w.z. door glucose te fermenteren. Als de zuurtegraad in de cellen echter hoog is, zal in plaats van pyruvaat lactaat worden geproduceerd. Als de zuurtegraad in de cel hoog blijft, zal lactaat worden omgezet in melkzuur.

Het enzym koolzuuranhydrase is verantwoordelijk voor de omzetting van kooldioxide in koolzuur. Bij deze reactie ontstaat een hoge zuurgraad in het cytoplasma, omdat een proton vrijkomt in het reductieve systeem in de cel. Het reductiesysteem in de cel zorgt ervoor dat de zuurtegraad niet toeneemt, want zonder het reductiesysteem zou lactaat worden omgezet in melkzuur. Melkzuur in de cel zou het cellulaire reductieve systeem aantasten. Zo zal het enzym koolzuuranhydrase niet meer functioneren, zodat myoglobine geen zuurstof in de cellen kan brengen, maar evenmin de afvalstoffen als koolzuur uit de cel kan verwijderen als het reductiesysteem in de cellen beschadigd is.

Als de zuurtegraad in de cel hoger is, zal de celkern worden aangetast, aangezien de waterstofbruggen tussen de basen die het DNA vormen, zullen worden gewijzigd. Als gevolg daarvan zullen chromosomen basenparen verkeerd invoegen, als gevolg van twee geassocieerde effecten, tautomerisme en methylering.

Er moet een evenwicht zijn binnen en buiten de cel. Buiten de cel is bijvoorbeeld een reducerend enzymsysteem nodig voor NAD om hemoglobine ijzer III te reduceren tot ijzer II, maar het is NAD zelf dat hemoglobine ijzer II oxideert tot ijzer III. Zodat myoglobine als ijzer III koolzuur uit de cellen kan halen. Om ervoor te zorgen dat hemoglobine zuurstof naar de periferie van de cel kan transporteren, moet het ijzer in hemoglobine de vorm van ijzer II hebben. Als myoglobine zuurstof naar het binnenste van de cellen wil transporteren, moet het ijzer in myoglobine de oxidatietoestand ijzer II hebben.

Aan de buitenkant van de cel is de zuurgraad hoog, zodat het proces wordt omgekeerd: het myoglobine geeft het koolzuur af en vangt de zuurstof op die door het hemoglobine wordt afgegeven, wanneer het hemoglobine bindt met het koolzuur. De bloedstroom trekt de hemoglobine weer de longen in om het koolzuur uit het lichaam te transporteren.

Dit is het proces van de normale ademhaling die binnen en buiten de cellen plaatsvindt. Maar dit systeem van uitwisseling van kooldioxide voor zuurstof komt niet overeen met een chemische reactie, maar met een proces van uitwisseling van zuurstof voor koolzuur. Dit is de reden waarom Dr. Max Ferdinand Perutz het het coöperatief effect heeft genoemd.

Aan Dr. Perutz hebben wij de beschrijving van het ademhalingsproces in cellen te danken. Hoewel Dr. Perutz de beschrijving van de cellulaire ademhaling baseerde op de meting van de waarde van de partiële zuurstofdruk van 100 mm kwik in de longen en 40 mm kwik in de spier, waren dit de variabelen die Dr. Ferdinand Perutz kon meten. Maar, zo leiden wij af, de verandering van deze waarden is eerder te wijten aan een verandering van zuurtegraad dan aan een verandering van partiële zuurstofdruk.

De hogere zuurtegraad buiten de cel wordt het Bohr-effect genoemd. De beschrijving van het proces is te danken aan de Deense natuurkundige Niels Henrik David Bohr.

De daaropvolgende experimentele analyse van Dr. Ferdinand Perutz is gebaseerd op de waarneming van de Duitse wetenschapper Otto Heinrich Warburg dat kankercellen zich voortplanten in een zuur medium en een zuurstofvrije omgeving.

Zuurte buiten het normale bereik wordt veroorzaakt door een verhoogde concentratie van urinezuur in het bloed. De verhoogde urinezuurconcentratie in het bloed is het gevolg van de consumptie van cellen van dierlijke oorsprong. Alle organismen, althans zoogdieren, zijn consubstantieel, zodat onze cellen chemisch dezelfde zijn als die van andere dieren. Het enige waardoor wij er fysiek anders uitzien, is de volgorde waarin deze basen in het DNA, d.w.z. de genetische code, zijn ingebracht.

Na de geboorte kan dit nauwe bereik van de zuurtegraad voor het ademhalingsproces binnen en buiten de cellen worden gewijzigd door voedsel, hoofdzakelijk als gevolg van een gebrek aan kennis van het ademhalingsproces waarbij zuurstof wordt uitgewisseld voor koolzuur. Afhankelijk van het soort voedsel dat wordt ingenomen, kunnen we een verandering in de koppeling van de basen in het DNA teweegbrengen.

De verandering in de koppeling van de basen in het DNA is wat men een mutatie noemt, die tot kanker zal leiden. Het is een mutatie omdat de wijziging van het DNA plaatsvindt door het effect van tautomerisme en methylering van de elektronische materie.

De juiste of onjuiste koppeling van deze basen in het DNA, adenine-thymine, thymine-cytokine en guanine ketone-cytokine, zal afhangen van de chemie binnen de kern en in de chromosomen van de cellen. Dus, de chemie binnen en buiten onze cellen zal uiteindelijk van ons afhangen, omdat wij degenen zijn die beslissen hoe we onszelf voeden. En de manier waarop wij ons als volwassenen voeden is een vrijwillige daad.

We gaan wiskundig kijken naar het bereik of de waarde van natriumuraat en urinezuurconcentraties om te laten zien waarom en hoe natriumuraat wordt omgezet in urinezuur, dat een gevolg is van de mutaties die in de cellen optreden. Of we kunnen deze relatie gebruiken om de verhoudingen van urinezuur en natriumuraat in het normale bloed van een gezonde persoon en in een persoon met kanker na te gaan met behulp van de volgende formule:

$$[\text{natriumuraat}] = 10^{(\text{pH-pka})}\,[\text{urinezuur}]$$

De pka van urinezuur is 5,8; als we dus de waarden substitueren voor de pH-waarde van een persoon wiens bloed een normale zuurgraad of pH gelijk aan 7,40 heeft, hebben we dat:

$$[\text{natriumuraat}] = 10^{7,4-5,8}\,[\text{urinezuur}]$$

$$[\text{natriumuraat}] = 10^{1,6}\,[\text{urinezuur}]$$

$$[\text{natriumuraat}] = 40\,[\text{urinezuur}]$$

Met andere woorden, voor het bloed van een persoon wiens zuurtegraad normaal is, moet de natriumuraatconcentratie ongeveer 40 keer hoger zijn dan de urinezuurconcentratie.

Voor het bloed van een persoon die aan een terminaal geval van kanker lijdt, is de pH-waarde van het bloed 5,5; deze verhouding is dus:

$$[\text{natriumuraat}] = 10^{5,5-5,8}\,[\text{urinezuur}]$$

$$[\text{natriumuraat}] = 10^{-0,3}\,[\text{urinezuur}]$$

$$[\text{natriumuraat}] = 0,5\,[\text{urinezuur}]$$

Wat aangeeft dat, als het bloed te zuur is voor een persoon met een terminaal geval van kanker, de concentratie van urinezuur in dit geval verdubbelt, d.w.z. dat de concentratie van urinezuur twee keer zo hoog is als de concentratie van natriumuraat:

$$[\text{urinezuur}] = 2\,[\text{natriumuraat}]$$

Met andere woorden, in het bloed van iemand met kanker in het eindstadium zal niet langer de antioxidant natriumuraat, of misschien een andere antioxidant beschikbaar zijn, om ijzer in hemoglobine te reduceren van ijzer-ion III tot ijzer-ion II; daarom zal er geen zuurstoftransport zijn, omdat hemoglobine geneutraliseerd wordt door koolzuur.

Hoogstwaarschijnlijk zal deze hoge zuurgraad ook de antioxidant NAD^+ en NADH aantasten. Want als de zuurtegraad in een persoon met terminale kanker 4,5 is, zal de verhouding [natriumuraat]/[urinezuur] hoger zijn. En in dit geval van kanker zou de urinezuurconcentratie meer dan twee keer zo hoog zijn als de natriumuraatconcentratie.

Dus, als de zuurgraad hoog is, zullen alle gezonde cellen een tekort aan zuurstof krijgen, omdat de hemoglobine wordt geblokkeerd door het urinezuur. Het geheel van de cellen van de persoon met kanker zou dus verlamd zijn door gebrek aan zuurstof.

Er zal een acme of paroxysme zijn in de persoon met een zuurder bloedmilieu, waar de rest van de gezonde cellen inklappen; omdat de gezonde cellen geen zuurstof kunnen opnemen om te overleven. Terwijl de kankercellen de bestaansvorm van de gezonde persoon veranderden, gedwongen door de magnetische massa van de geest die slechts tijdelijk verblijft in een lichaam gemaakt van elektronische materie, dat niet geconfigureerd was om het vlees van een ander dier als voedsel op te nemen. Het normale proces kan zonder kennis worden gewijzigd, want de materie van de cellen die het elektronische lichaam vormen, is slechts elektronische energie, gecondenseerd in de vorm van elektronische materie. Met andere woorden, de elektronische materie van het lichaam is veranderlijk. Daarom is dit de enige vorm van elektronische materie die zich kan aanpassen aan de veranderingen die in het levende wezen worden teweeggebracht.

De voorwaarden zijn bereikt, zodat beide soorten kankercellen en mutantcellen niet langer in hetzelfde lichaam naast elkaar kunnen bestaan. En deze omstandigheden van hogere zuurtegraad zijn alleen gunstig voor het overleven van de ge-muteerde cellen, omdat deze gemuteerde cellen kunnen over-leven zonder zuurstof, zoals de Duitse fysioloog Otto Hein-rich Warburg heeft geanalyseerd.

Als er geen zuurstof is, is deze situatie niet gunstig voor de cellen die nog gezond zijn. Dit zal gebeuren, totdat de anomalie van de hoge zuurgraad, die wordt veroorzaakt door de on-evenwichtigheid, of als gevolg van de lage pH-waarde, d.w.z. de hoge zuurgraad van het lichaam, op tijd wordt omgekeerd. Zolang we geen manier vinden om de acidose te verlagen, hebben we geen andere manier om de kankertoestand om te keren.

Het is een succesvolle strategie om de manier waarop sommige mensen met kanker eten te veranderen, omdat zij hun levensstijl in de loop van de tijd hebben veranderd van vlees-eters in vegetariërs, en zij zijn van de ziekte verlost, zelfs bij die mensen met kanker in het eindstadium. Omdat zij er misschien, met deze verandering van voedingswijze, als de verandering op tijd komt, in geslaagd zijn het zuur geworden bloed tot zijn normale zuurwaarde te herstellen. Misschien omdat zij op tijd begrepen hebben dat de schade veroorzaakt wordt door de consumptie van vlees, dat de cellen bevat die de zuurtegraad en vervolgens het tautomerisme veroorzaken. Intussen veroorzaken de eiwitten die vlees ook bevat methy-lering van de cytokinebasen en uracil, wanneer de uracilbasis is veranderd van ketonisch in enolisch.

De enige manier om de cellen die gezond blijven een nieuwe kans te geven is dat de cellen zelf de controle over hun chemisch evenwicht, of de ideale toestand van functioneren, terugwinnen door hun eigen autonomie, of misschien door te proberen niet alle cellen te dwingen aangetast te worden in een proces van metastase.

Wij concluderen dat de oorsprong van kanker te wijten is aan een zuur-base onevenwicht in het bloed, dat chemisch kan worden omgekeerd, maar niet met een vaccin. Omdat het bij kanker niet om een immunologisch maar een chemisch probleem gaat. En de pathologische verschillen in deze afwijking zijn te wijten aan het soort epitheelweefsel dat erbij betrokken is, omdat 80% van de kankergevallen hun oorsprong vinden in epitheelweefsel, voornamelijk in de apicale cellen. Apicale cellen hebben geen eigen bloedtoevoer, en de voeding van deze apicale cellen is afhankelijk van de cellen die het onderliggende epitheelweefsel vormen.

Voorbeelden hiervan zijn de apicale cellen van de melkkanalen in de borst, de apicale cellen in de zaadblaasjes die verbonden zijn met de prostaat, de apicale cellen van de huid die blootgesteld zijn aan de externe omgeving, en de gliacellen van de hersenen, die de neuronen bijstaan met voedingsstoffen. Neuronen houden zich bezig met elektronische geleiding; neuronen hebben dus geen bloedtoevoerwegen.

De aantasting van de gliacellen in de hersenen door zuurstofgebrek kan leiden tot de ziekte van Alzheimer of de ziekte van Parkinson. De andere factor die bijdraagt tot het gebrek aan zuurstof voor de gliacellen in de hersenen is de viscositeit van het bloed. Wanneer het bloed viskeuzer wordt, neemt de vloeibaarheid af; en wat de viscositeit van het bloed kan verhogen is de consumptie van zuivelproducten.

Daarnaast is er een probleem dat bekend staat als kanker met anorexia, dat zich manifesteert bij mensen met kanker in het eindstadium. In dit vergevorderde stadium van kanker zal er een verhoogd gebrek aan eetlust zijn; en de lusteloosheid als gevolg van het gebrek aan zuurstof zal ervoor zorgen dat de getroffen persoon geen energie meer heeft. De kankerpatiënt zal dus vaker in een slaaptoestand geraken, en dan zal dit zuurstofgebrek de hoofdoorzaak worden van de ontkoppeling van de massa van de geest en de elektronische materie van het lichaam. Misschien is de ontkoppeling niet te wijten aan de kanker zelf, maar het gebrek aan belangstelling voor voedsel en de uitzichtloosheid van de gezondheidstoestand zullen deze indispositie, apathie of lusteloosheid doen ontstaan, die het gelaat van de door kanker getroffen persoon zal verergeren.

De tweede belangrijkste antioxidant in het bloed na natriumuraat is vitamine C; en omdat het in water oplosbaar is, verliezen we vitamine C via urine en transpiratie. Daarom zullen we vitamine C uit fruit moeten halen. Terwijl we de cellen van een ander dier niet hoeven te consumeren om er natriumuraat uit te halen, want we halen deze antioxidant in overvloed uit onze eigen cellen die niet meer functioneren. Het is uit de purine adenine en guanine basen van ons DNA en de verschillende uitgestorven RNA's dat wij ons antioxidant natriumuraat halen.

Door een schijnbaar onbelangrijke verandering in de zuurtegraad tussen de niervloeistof en het bloed wordt een goed evenwicht van zowel natriumuraat als urinezuur in stand gehouden, dat zich moet bewegen binnen een concentratiebereik, dat wordt bepaald door een constante die de dissociatie- of evenwichtsconstante wordt genoemd; d.w.z.:

$$K_{eq}= [\text{natriumuraat}] \times [\text{protonen}]/[\text{urinezuur}]$$

De concentratie van natriumuraat is:

$$[\text{natriumuraat}]= K_{eq} [\text{urinezuur}] / [\text{protonen}]$$

De hoeveelheid tussen de haakjes wordt gelezen als concentratie.

Dit betekent, dat de dissociatieconstante van urinezuur Keq in het bloed zeer groot moet zijn, of dat het urinezuur bijna volledig moet worden gedissocieerd in de vorm van natriumuraat, zodat de concentratie protonen constant blijft. Dat wil zeggen, dat de concentratie van deze stoffen binnen een nauw bereik van pH-waarden moet blijven, omdat dit bereik noch boven 7,45 noch onder 7,35 mag liggen, d.w.z. in werkelijkheid moet deze pH-waarde rond 7,40 schommelen. Daalt deze zuurtegraad onder 7,35, dan ontstaan de problemen van acidose. Terwijl, als de pH-waarde boven 7,45 is, een ander probleem, alkalose genaamd, zal ontstaan.

Maar beide problemen, acidose of alkalose, worden alleen bepaald door de waarde van deze evenwichtsconstante, die verband houdt met de concentratie protonen in het bloed. Want als de waarde van de protonconcentratie naar hogere waarden gaat, zal ook de evenwichtswaarde veranderen om de verhouding binnen een nieuwe waarde te houden, d.w.z. het bereik van de natriumuraat- en urinezuurconcentraties. In dit geval zal, om de waarde van de verhouding constant te houden, de urinezuurconcentratie groter worden.

Het kankerprobleem kan natuurlijk chemisch worden omgekeerd, zodra we de concentratie van protonen en urinezuur in het bloed kunnen verlagen. Als we er op de een of andere manier in zouden slagen dit evenwicht binnen de waarde te houden waarbij de cellen normaal functioneren, zou kanker natuurlijk niet optreden, omdat er geen organische reden is om dit te laten gebeuren.

Hoofdstuk 2

TAUTOMERISME

Het tautomerisme-effect verwijst naar een verandering van elektronische configuratie die een keton ondergaat om een alcohol te worden. Zoals te zien is in figuur 6, in het geval van de keton guanine base, die wordt omgezet in een alcoholisch guanine. Als tautomerisme optreedt met een keton, zullen de koppelingen tussen de basen veranderen, waardoor de elektronische structuur van DNA verandert. In DNA zijn de ketonbasen die het meest vatbaar zijn voor tautomerisme de guanine- en uracilbasen.

De guanine base kan van zijn normale ketonvorm veranderen in zijn tautomeer of alcoholische vorm. Terwijl de uracil-basis, na het verlies van zijn beta waterstof, kan veranderen van zijn ketonische vorm naar zijn alcoholische configuratie. Wanneer hij zijn bètahydrogeen verliest, verliest de uracil-basis de alfahydrogeen die zich op stikstof nummer 3 bevindt; en wanneer hij deze alfahydrogeen verliest, ondergaat een enolische uracil-basis een methyleringsproces. Om te bepalen welke de uracilstikstof 3 is, moet u naar figuur 5 kijken.

In dit geval van tautomerisme kan de enolische guanine-basis de vorm van zijn koppeling aanpassen onder invloed van acidose, wat een elektronisch proces is. Terwijl bij het methyleringsproces zowel de uracil-basis uit zijn enolische vorm als de cytosine-basis worden omgezet in de thymine-basis, en dus de cytosine- en uracil-basen uit de celkern verdwijnen.

Om DNA te vormen zullen de chromosomen de adenine-basis aan de thymine-basis blijven koppelen; maar zodra de cytosine- en uracil-basen uit de celkern zijn verdwenen, zullen de chromosomen de enolische guanine-basis aan de thymine-basis moeten koppelen. Dit DNA zal verkeerd zijn in zijn elektronische configuratie; of laten we zeggen, dit DNA komt niet overeen met het oorspronkelijke DNA dat de cellen van een mens configureerde, voordat de basen ervan het proces van tautomerisme en methylering ondergingen, als gevolg van de toename van de zuurgraad in de celkern.

Tautomerisme is het gevolg van de consumptie van cellen van dierlijke oorsprong, aangezien de adenine- en guanine purinebasen in het DNA van de opgenomen cellen zullen worden omgezet in natriumuraat. Maar als er acidose in het bloed is, zal het natriumuraat worden omgezet in enolisch urinezuur. Bij een normale zuurgraad is de vorm van urinezuur ketonisch. Enolisch urinezuur is een sterker zuur dan ketonisch urinezuur. Zo tast ketonisch urinezuur het calcium in de botten niet aan; maar enolisch urinezuur zal calcium onttrekken aan het kraakbeen dat deel uitmaakt van de gewrichten, wat leidt tot misvormde artritis en osteoporose.

Zoals gezegd moet, om de concentratie van natriumuraat en urinezuur in het bloed in evenwicht te houden, overtollig natriumuraat, of uraat uit verbruikte cellen, worden omgezet in enolisch urinezuur, volgens de volgende evenwichtsvergelijking:

$$[\text{urinezuur}] \leftrightarrow [\text{natriumuraat}] + [\text{protonen}]$$

Uit deze vergelijking blijkt dat bij een hoge concentratie natriumuraat in het bloed, om het chemisch evenwicht tussen de hoeveelheden natriumuraat en H^+-protonen te handhaven, de concentratie urinezuur moet toenemen. Terwijl de hoge concentratie van H^+ protonen rechts een punt zal bereiken waarop deze niet langer kan worden gereguleerd door het buffersysteem van het bloed. Dat wil zeggen door het buffersysteem van natriumcarbonaat ↔ koolzuur, waarvan de buffercapaciteit de zuurtegraad van het bloed zodanig regelt dat deze niet buiten het normale bereik komt, dat ligt tussen een pH-waarde van 7,35 en 7,45. Om de zuurtegraad binnen zijn normale functionele bereik of waarde te houden, moet de pH-waarde 7,40 zijn. Bij een stijging van de zuurtegraad zal het evenwicht dus verschuiven naar een hoger bereik van H^+ protonconcentratie, d.w.z. van enolisch urinezuur.

Dit regelsysteem staat bekend als een buffer, en in dit geval was het natriumcarbonaat afkomstig van het natriumchloride dat bij de maaltijd was geconsumeerd, toen het natriumchloridezout door het enzym secretine werd omgezet in maagzuur. De functie van maagzuur is het enzym pepsine te activeren, zodat het de eiwitten afbreekt die bij de maaltijd zijn ingenomen. Eiwitten moeten tijdens de spijsvertering in de maag worden afgebroken, zodat de aminozuren waaruit het eiwit is opgebouwd, de cellen in vrije vorm bereiken. In de cellen binden de aminozuren zich aan transfer-RNA, zodat ribosomen ze een voor een invoegen, volgens het triplet dat het boodschapper-RNA uit de kern brengt, voor de ribosomen om de verschillende eiwitten te bouwen.

Het enzym pepsine wordt geïnactiveerd in de vorm van pepsinogeen, zodat pepsine de eiwitten in de maag niet aanvalt. Indien pepsine niet wordt geïnactiveerd, kan maagzweer ontstaan in de twaalfvingerige darm, omdat de twaalfvingerige darm zeer zuur is, omdat in de twaalfvingerige darm het tijdens de spijsvertering geproduceerde chyme wordt geneutraliseerd. Het chyme wordt geneutraliseerd door de galvloeistof.

De zuurgraad in de dunne darm vanaf de pylorische klep in de twaalfvingerige darm moet basisch zijn, zodat zich geen koolzuurgasbellen vormen met het zoutzuur in de maag. Dit kan tot andere gevolgen leiden, zoals refluxen die oprispingen kunnen veroorzaken door het koolzuurgas dat zich vormt, en het meesleuren van galvloeistoffen in de slokdarm of gastritis.

Het andere doel van het neutraliseren van chyme door galzouten in de twaalfvingerige darm is dat de enzymen trypsine en chymotrypsine doorgaan met de afbraak van de peptiden of eiwitresten die niet konden worden afgebroken tijdens de maagvertering; deze worden afgebroken tot een lagere zuurgraad. Over het algemeen bestaan deze peptiden die niet in de maag werden afgebroken uit aromatische aminozuren, die bij een hoge zuurtegraad moeilijker af te breken zijn.

Door de consumptie van dierlijke cellen zal de zuurtegraad van het bloed buiten zijn functionele bereik komen, en dus daalt de pH-waarde van het bloed, d.w.z. de zuurtegraad van het bloed neemt toe.

Maar welk soort dierlijk vlees ook wordt geconsumeerd; of het nu een koe, schaap, kip of vis is, het zijn allemaal levende wezens die uit cellen bestaan. Beide energieën worden voortgebracht door de beweging van het heelal; alle levende wezens zijn dus zowel genetisch als energetisch broers en zussen.

Wanneer urinezuur zich ophoopt in het bloed, begint het calcium vrij te maken uit de botten, en wordt calciumuriaat gevormd; maar zodra het calciumuriaat door de zure omgeving van de nieren in de urineblaas terechtkomt, zal het calciumuriaat kristalliseren en worden galstenen en nierstenen gevormd.

Eiwit dat samen met het stuk vlees wordt geconsumeerd, brengt een overmaat van het aminozuur methionine met zich mee, dat, doordat het zijn methylgroep verliest, wordt omgezet in homocysteïne en zal leiden tot methylering van het enol uracil en cytokine. Bij acidose zal het uracil van zijn ketonvorm overgaan in zijn enolische vorm; en vanuit de enolische vorm zal het uracil, net als de cytosine base, een methyleringsproces ondergaan. Het resultaat van dit methyleringsproces is dat zowel de cytosine- als de uracilbasen de thyminebasen worden.

Tautomerisme zorgt ervoor dat de vormen van de basekoppelingen in DNA en RNA veranderen. Dit feit kan worden geverifieerd, want het is in de enolische vorm dat urinezuurkristallen worden gevormd in de gewrichten van mensen met artritis. Om preciezer te zijn, dit urinezuur in de gewrichten van artritici is het urinezuur dat in de nieren wordt aangetroffen, en wel in de vorm van 3-methyluurzuur, d.w.z. dat urinezuur bij artritici in de enolische vorm voorkomt.

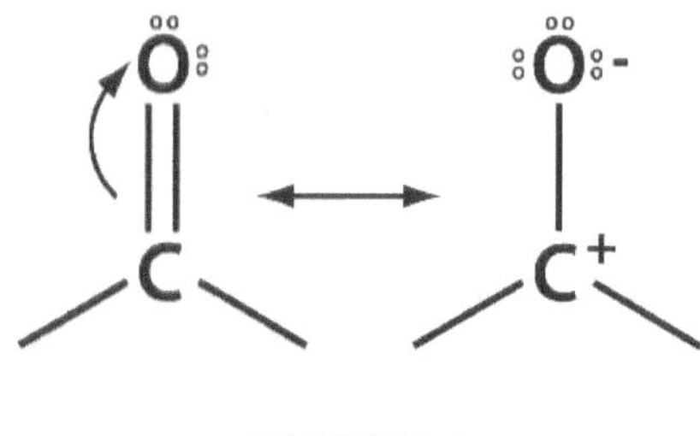

FIGUUR 1

HOGE ZUURGRAAD ZET DE CARBONYLGROEP VAN EEN KETON =C=O LINKS OM IN EEN ALCOHOL ≡C-OH RECHTS

Het proces van tautomerisme is chemisch; daarom hebben we geen andere manier om het uit te leggen. Probeer dus wat moeite te doen om het in dit hoofdstuk te begrijpen. Zoals gezegd treedt het verschijnsel tautomerisme op wanneer een keton een alcohol wordt, omdat in een zure omgeving alcoholen stabieler zijn dan ketonen.

Hoewel de dubbele binding van de keton (=C=O) links in figuur 1 stabiel is, (~178 kcal/mol) is zij slechts iets sterker dan de enkele binding ($\equiv$C-OH) van de alcohol rechts (~2 x 85,5 kcal/mol). Hiervoor zijn bepaalde voorwaarden nodig: zo moet er een waterstof H naast de carbonylgroep (=C=O) staan, zodat deze zich kan losmaken en de positieve lading van het koolstofatoom ($\equiv$C$^+$) kan compenseren. Het is deze waterstof die alfawaterstof wordt genoemd, omdat hij het dichtst bij de carbonylgroep staat. Dit is de alfawaterstof die kan vertrekken, zodat de keton kan worden omgezet in een alcohol, dat wil zeggen, zodat de keton een tautomerismeproces kan ondergaan. De volgende waterstof die geneigd is te vertrekken is de bètawaterstof, dat is de waterstof op koolstof 6 van de uracil in figuur 5, enzovoort, waarbij deze mogelijkheid toeneemt in de volgorde: alfawaterstof groter dan bètawaterstof.

In die moleculen waar de zuurgraad deze voorwaarden toelaat, kunnen zowel keton- als enolvormen naast elkaar bestaan, waarbij een dynamisch chemisch evenwicht wordt gevormd. Dat wil zeggen, een van deze vormen zal alleen overgaan in de andere door een verandering in de zuurgraad.

We kunnen zeggen dat de energiebijdrage van de rechtse vorm in figuur 1 in sommige gevallen tot 50% kan bedragen van die van de linkse vorm, hetgeen betekent dat het mogelijk is dat zowel de keton- als de enolische elektronische vorm onafhankelijk van elkaar kunnen bestaan en twee verschillende verbindingen kunnen vormen, d.w.z. een keton in evenwicht met zijn alcohol.

Bij het definiëren van het begrip pH is een belangrijke classificatie van ionische reacties in organische moleculen gebaseerd op de aard van het reactieve deeltje, waarvan gemakshalve wordt aangenomen dat het de aanvallende soort is.

Vanuit dat oogpunt, of volgens de Gilbert Newton Lewis-definitie, zal het Lewiszuur A in figuur 2 de stof zijn die een elektronenpaar kan aanvaarden; zijn elektronische lading is dus positief. Terwijl een Lewis base B de stof is die een elektronenpaar afstaat; zijn elektronische lading is negatief.

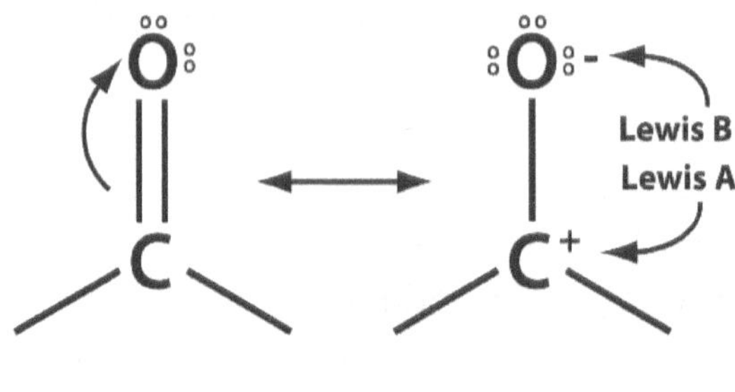

FIGUUR 2

GEDRAG VAN DE CARBONYLGROEP ALS LEWIS A ZUUR, EN ALS LEWIS B BASE TEGELIJK

Met deze definitie vastgesteld, hebben we dat: de organische stoffen die elektronen accepteren worden Lewis A zuren genoemd, en worden geïdentificeerd als elektrofiele stoffen; dat wil zeggen, elektrofiele soorten zijn die stoffen die een affiniteit hebben voor deeltjes die een overmaat aan negatieve lading hebben. Ondertussen zijn de elektronendonoren de Lewis B basen, en worden nucleofielen genoemd, aangezien zij elektronendeeltjes zijn die een affiniteit hebben voor kernen, of die welke een negatieve lading dragen.

Op deze wijze ontstaan organische reacties, die worden geclassificeerd als elektrofiel en/of nucleofiel, afhankelijk van het soort elektron-gevende of elektron-accepterende reagens dat aanleiding geeft tot deze reacties.

Hieruit leiden wij af dat de carbonylgroep van een keton, waarvan de voorwaarden kunnen worden gegeven voor de vorming van een evenwicht met zijn alcohol, zich in hetzelfde molecuul tegelijkertijd zal gedragen als een Lewis A zuur, maar tegelijkertijd als een Lewis B base of alkali, zoals de in figuur 2 getoonde vormen.

Dit is een inherente eigenschap of kenmerk van het gedrag van de carbonylgroep van een keton met een alfahydrogeen, aangezien de elektronen van de ene vorm naar de andere overgaan in verbindingen waar die mogelijkheid bestaat, of, afhankelijk van de zuurtegraad. Dit betekent dat deze stoffen zich zullen gedragen als Lewis A zuren of Lewis B basen, en onderhevig zijn aan de zure omstandigheden van het medium waarin zij worden ondergedompeld. Stoffen die de eigenschap hebben zich, afhankelijk van de zuurgraad, als zuren en basen te gedragen, worden amfotere stoffen genoemd.

Zo zal een stof die zich als base gedraagt, een Lewis A zuur opnemen, zoals het geval is met de basen guanine keton en uracil, die een proton (H^+) in hun carbonylgroep kunnen opnemen uit het zure medium als zij zich als ketonen gedragen, of wanneer de omgeving van de celkern zuur wordt. In dit geval is het de interne vloeistof van de cellen die door acidose wordt aangetast; dit zal de zure omstandigheden van het antioxidantensysteem in de cellen beïnvloeden. Voornamelijk NADH en NAD^+; dat, zoals we gezien hebben, verantwoordelijk is voor de oxidatie van ijzer II in hemoglobine tot ijzer III, en de reductie van ijzer III terug tot ijzer II, zodat hemoglobine zuurstof kan transporteren als ijzer II en koolzuur als ijzer III. Op zijn beurt is het antioxidantensysteem in de cellen nodig om deze zuurtegraad binnen zijn normale werking te houden.

Als deze hoge zuurgraad binnen de cellen optreedt, zal de carbonylgroep van de keton =C=O worden omgezet in een alcoholische groep, $\equiv$C-OH. Dus, als het intercellulaire medium zuur wordt, zal de keton, of Lewis base B in figuur 2, worden omgezet in een alcohol; dat wil zeggen, een Lewis zuur A. Dit is stabieler en reactiever dan de keton wanneer het medium zuurder wordt.

Onder deze omstandigheden zouden moleculen in deze situatie elektronische hergroeperingen moeten ondergaan in de chromosomen in de kern, zoals gebeurt met een keton, of dat gedwongen werd om te zetten in een alcohol. Er kunnen zich stabielere enolaationen vormen, zoals die welke rechts in figuur 3 zijn afgebeeld.

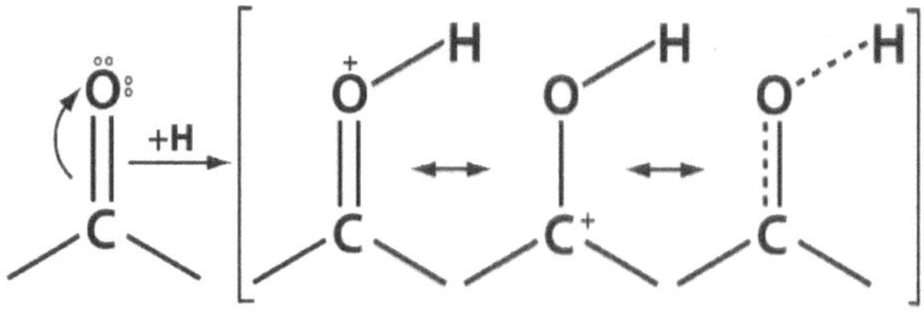

FIGUUR 3

VORMING VAN EEN ENOLAAT ION UIT LEWISZUUR A OP DE CARBONYLGROEP VAN EEN KETON

Als het proces wordt omgekeerd, op het enolaat-ion rechts in figuur 3, vindt protonering plaats op de koolstof, en zal de keton weer regenereren. Dat zou het omkeren van de kanker zijn. Maar als de protonering op de zuurstof plaatsvindt, zal een enol ($\equiv$C-OH) worden gevormd. Dus, zoals te zien is in figuur 4, zal een C-keton met deze veranderende eigenschappen, of een keton dat een alpha HA-hydrogeen heeft, in evenwicht zijn met zijn enol E, dat zal afhangen van de zure omstandigheden in de celkern.

We kunnen echter zien dat er tussentoestanden kunnen bestaan, zoals te zien is in figuur 3. Het Lewiszuur A zal dan relatief minder zuur zijn, d.w.z. het zal een meer basisch zuur zijn.

De zuurgraad beweegt zich op een relatieve schaal tussen 0 en 14. Wanneer de zuurgraad tussen 0 en 7 ligt, wordt het als zuur beschouwd; en van 7 tot 14 wordt het als basisch beschouwd. Aangenomen wordt dat bij pH 7,00 de zuurgraad neutraal is, hoewel dit punt moeilijk te bereiken is, aangezien pH 7,00 eigenlijk een overgangstoestand is tussen zuurgraad en basischgraad. Een pH-waarde gelijk aan 7,00 is metastabiel.

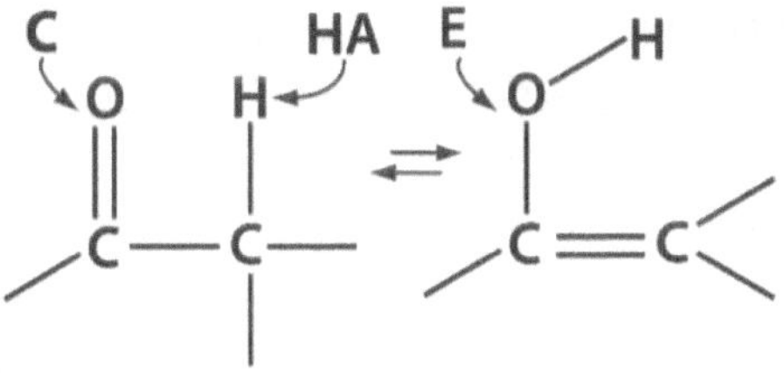

FIGUUR 4

KETO-ENOLISCH EVENWICHT TUSSEN EEN KETON C MET ZIJN ALCOHOL EN DE ALFA-ALCOHOL EN DE ALFA-WATERSTOF HA DIE KAN VERTREKKEN OM HET ENOL E TE VORMEN

Een belangrijk kenmerk is dat de keton- en enolvormen echte moleculen zijn. Dat wil zeggen dat zij afzonderlijke en onderscheiden stoffen zijn en niet mogen worden verward met resonantie-isomeren, die slechts theoretische, zeer reactieve tussenvormen zijn die niet stoppen om stabiele stoffen te vormen of een reëel fysisch bestaan hebben. Het is wel mogelijk enolaten in het laboratorium te bereiden, zoals blijkt uit de figuren 3 en 4. Daarom heeft men, om de relatie tussen de keton- en de enolische vorm te identificeren of te beschrijven, een andere naam moeten aannemen: men noemt ze tautomeren; en wanneer deze omzettingen van keto- in enolisch of van de ene vorm in de andere voorkomen, noemt men het verschijnsel tautomerisme. Tautomer is afgeleid van het Engelse woord taut.

Bij evenwicht worden tautomeren gevormd; zij schakelen echter snel van de ene vorm over op de andere, zelfs onder normale omstandigheden. Daarom is het moeilijk ze te isoleren voor karakterisering in het laboratorium.

Om dezelfde reden is het praktisch gezien waarschijnlijk onmogelijk om dit keto-enolische evenwicht te meten in het bloed van een persoon die aan kanker lijdt. Tenminste om te kunnen bewijzen dat dit de oorzaak van de kanker is, of om het bestaan van deze keton- en enolverbindingen als twee afzonderlijke en onafhankelijke stoffen aan te tonen. Of, zo u wilt, om het verschijnsel van het tautomerisme te verklaren, dat evident en redelijk is vanuit het oogpunt van de elektronische en theoretische analyse van de moleculaire structuur van elk molecuul dat aan een tautomerisatieproces kan deelnemen. Het begrip tautomerisme hebben wij te danken aan de Nederlandse scheikundige Jacobus Henricus van 't Hoff.

Aangezien het onmogelijk is om bijvoorbeeld de mate van verplaatsing van het tautomerevenwicht van een DNA in vivo te meten, heeft men geprobeerd dit evenwicht te simuleren door in vitro-experimenten met behulp van de zogenaamde "Gecombineerde Density Functional Theory" met het Poisson-Boltzmann continue oplossingsmodel. Dit is een kwantumtheoretische methode, die alleen door experimentele simulatie tot een theoretische waarschijnlijkheid zal leiden. Het tautomerisme kan echter theoretisch worden afgeleid, gewoon door de analyse aan te scherpen en de chemische kenmerken te kennen van de vijf basen waaruit het DNA en het RNA van de cellen zijn opgebouwd, zoals de basen waaruit het DNA is opgebouwd die in figuur 5 zijn afgebeeld.

In figuur 5 kunnen we de vijf basen onderscheiden die zich in de celkern bevinden voor chromosomen om de DNA-sequentie op te bouwen en ribosomen om eiwitten op te bouwen. De vier basen die betrokken zijn bij de vorming van

DNA zijn: adenine A, guanine G, thymine T en cytosine C. De verbindingsgroepen die niet zijn weergegeven zijn de stippellijnen (---) die overeenkomen met de desoxyribose suikermoleculen die de zijketens van DNA vormen, of wat we reeds hebben geïdentificeerd als nucleosiden. De uracil-base neemt niet deel aan de conformatie van DNA; de uracil-base neemt alleen deel aan de conformatie van RNA.

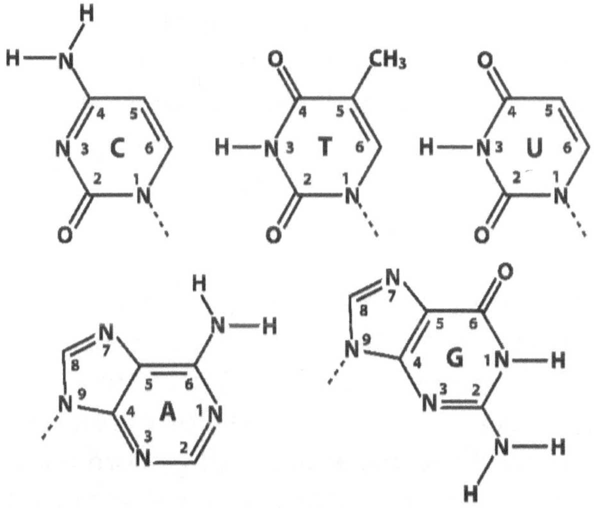

FIGUUR 5

DE VIJF BASEN DIE DE KERN VORMEN VAN EEN GEZONDE CEL GEZONDE CEL

Deze basen worden in de celkern gevormd uit foliumzuur; en folinezuur wordt gevormd uit folaat. Folaat komt voor in groene vruchten; en een van de actieve vormen van folaat is folinezuur, en daarom wordt de consumptie ervan aanbevolen tijdens de zwangerschap om genetische fouten bij de foetus te voorkomen, zoals bifide of open ruggengraat.

Onder de strengste voorwaarden van zuurtegraad of het normale chemische milieu binnen de celkern, in chromosomen, wordt de thymine base bereikt door alleen deel te nemen aan DNA; maar de thymine base neemt niet deel aan de vorming van RNA.

Dit betekent dat, op de een of andere manier in de celkern, de basen waaruit het DNA is opgebouwd, onderhevig zijn aan veranderingen, die zich voordoen naar gelang van de zure of basische omstandigheden in de celkern. Dit bepaalt de vorm van deze oorspronkelijke basen-paar-koppelingen in de chromosomen. De zuur-base omstandigheden waarin de koppelingen zich kunnen voordoen, worden dus bepaald door de zuurgraad die in de celkern heerst; want, zoals u ziet, hangt deze zeer specifieke vorm van basenparenkoppeling af van de functies die elk basenpaar moet vervullen in het DNA en het RNA binnen en buiten de celkern.

Als we naar Figuur 5 kijken, zien we dat het enige wat de thymine-basis onderscheidt van de uracil-basis is dat de thymine-basis de methylgroep ($-CH_3$) heeft op koolstof 5 van de ring. Op de een of andere manier, ofwel omdat de methylgroep een reactieve negatieve ladingsvormende stof is, zit deze methylgroep dicht bij de ketongroep van thymine, waardoor de thymine base niet kan tautomeriseren, of de keton thymine base een enol kan worden.

De andere reden is dat bij koolstof 5 de methylgroep in de plaats is gekomen van de alfahydrogeen, zodat thymine geen tautomerisme kan ondergaan. De thymine-basis heeft alleen een bèta-hydrogeen bij koolstof 6, maar de thymine-basis zal minder snel worden getautomeriseerd. Terwijl, relatief gesproken, of vanuit een waarschijnlijkheidsoogpunt, tautomerisme sterker zal optreden in de ketonische guanine base, omdat de zuurstof in het ketonische guanine het proton zal aantrekken van het zure medium, of van de stikstof die grenst aan de ketongroep, d.w.z. stikstof nummer 1, zoals te zien is in figuur 5.

Wat de uracil-basis betreft, kunnen we in figuur 5 zien dat de uracil-basis twee alfahydrogenen heeft die grenzen aan de carbonylgroep op koolstofnummer 4; meer bepaald op stikstofnummer 3 en koolstofnummer 5. Er kan dus een dubbele binding in uracil worden gevormd zodra de uracil van ketonische vorm in enol wordt omgezet door de waterstof die uit koolstofnummer 5 vertrekt. Dan zal de alfahydrogeen op de stikstof met nummer 3 gemakkelijker vrijkomen, wat eerder zal gebeuren op de enolische uracil-basis. Wanneer het medium zuur is, zal er dus methylering optreden aan de enolische uracil base, zoals te zien is in figuur 12.

De basen adenine en guanine komen overeen met de purinegroep, d.w.z. dat dit minder basische basen zijn. De basen cytosine, thymine en uracil behoren tot de pyrimidinegroep, d.w.z. het zijn basen met een hogere basische waarde.

Volgens wat we hebben gezien in dit keto-enolische evenwicht, kunnen die basen die in hun elektronische structuur ketongroepen ($=C=O$) bevatten, plus een alfahydrogeen dat kan worden losgemaakt, worden geconfigureerd in de vorm van een enol, dat wil zeggen een alcohol ($\equiv C\text{-}OH$), zodat een dubbele binding in de ring ontstaat. Deze base zal dus een meer aromatisch stabiele molecule worden wanneer de chemische omgeving zuur wordt.

De cytosine base heeft weliswaar een ketongroep op koolstof 2, maar deze pyrimidine base heeft de elektronische eigenschap dat hij geen alfahydrogeen heeft op de aangrenzende stikstof op koolstof 1 en 3 van zijn ketongroep. Met andere woorden, cytosine heeft geen alfahydrogeen dat kan worden losgemaakt om een van de bindingen vast te leggen en vervolgens de ring stabiel te sluiten, wat een noodzakelijke voorwaarde is voor de vorming van het enol. De dubbele binding in de ring van de cytosine base is compleet met water-stofatomen, zodat de cytosine base onveranderlijk is voor een elektronisch tautomerisme proces om op te treden.

Wij concluderen dat er methylering van de cytosine base kan plaatsvinden wanneer het cellulaire milieu zuurder wordt, omdat de hoge zuurgraad koolstof 5 van de cytosine ring zal blootstellen aan nucleofielen of nucleosoom oprui-mende groepen zoals het methyl radicaal ($\cdot CH_3$) wanneer het cellulaire milieu zuurder wordt. Of wanneer dergelijke me-thylgroepen overvloediger aanwezig zijn als gevolg van de consumptie van dierlijke eiwitten.

Dit leidt tot demethylering van het aminozuur methionine. Het aminozuur methionine komt het meest voor in alle dier-lijke eiwitten, omdat het aminozuur methionine het initiatie-triplet voor het ribosoom markeert; met andere woorden, me-thionine is de code die het ribosoom vertelt 'hier te beginnen', zodat het ribosoom kan beginnen met het proces om een eiwit te maken. Dus, methionine zit in alle dierlijke eiwitten.

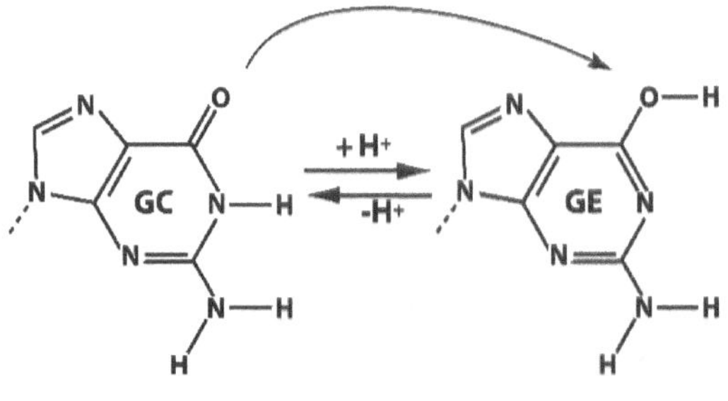

FIGUUR 6

TAUTOMERISME IN GUANINE: ALS HET MEDIUM ZUUR IS ZAL KETONISCH GUANINE GC VERANDEREN IN ENOLISCH GUANINE GE

Het al dan niet correct koppelen van deze twee basen hangt af van de wijziging die de chromosomen moeten aanbrengen om de elektronische structuur van het DNA te veranderen. In normaal DNA zijn de basen namelijk elektronisch gebonden door waterstofbruggen (de stippellijn in figuur 8; H---O=C=, H---N=). De bindingen of bruggen die zich tussen de waterstofatomen vormen, staan bekend als Van der Waals Krachten.

Zoals we in het geval van de methylering nader zullen zien, treedt deze verandering op omdat de consumptie van vlees van een ander dier de cellen, eiwitten en cholesterol meebrengt die specifiek zijn voor elke dierlijke lijn, waardoor hartaanvallen ontstaan. De eiwitten in dierlijk vlees zijn rijk aan het aminozuur methionine, dat methylering veroorzaakt en kanker induceert.

Het aminozuur methionine zal, wanneer het zijn methylgroep verliest, homocysteïne worden; waardoor wij niet alleen een overvloed aan de methylgroep overhouden, maar waardoor ook de basen cytosine en uracil beide in thymine worden omgezet. Het aminozuur homocysteïne is ook een antioxidant; daarom zal homocysteïne de antioxidantrol overnemen van de andere natuurlijke antioxidanten in de cellen, zoals: het enzym superoxide dismutase, alkalische fosfatase, hexokinase en geoxideerd NAD^+ en gereduceerd NADH, die, zoals we hebben gezien, de functie hebben om de ijzeroxidatietoestand van hemoglobine te wijzigen. Zodat hemoglobine afwisselend zuurstof en kooldioxide in de vorm van koolzuur transporteert.

Wij hebben geen eiwitten nodig om te leven, maar wel de aminozuren die deze ketens bevatten en die wij in overvloed en gevarieerdheid kunnen vinden in groenten. Zoals gezegd zal het enzym pepsine in de maag deze eiwitten afbreken om de aminozuren te verkrijgen. In rijst en peulvruchten bijvoorbeeld hebben de eiwitten een kortere keten, zodat ze gemakkelijker te verteren zijn dan dierlijke vleeseiwitten. Deze eiwitten uit peulvruchten en rijst zijn echter niet volledig, d.w.z. dat deze eiwitten niet alle essentiële aminozuren bevatten. Het eiwit van vlees, bijvoorbeeld rundvlees, is wel compleet, omdat de koe zijn volledige rantsoen van essentiële en niet-essentiële aminozuren alleen heeft verkregen door het eten van verschillende soorten groenten. Maar door rijst met peulvruchten te eten, halen we een groot deel van de 8 essentiële aminozuren uit deze combinatie.

In feite eten vegetarische dieren zoals nijlpaarden, gorilla's, koeien, giraffen en olifanten alleen groenten om aan hun dagelijkse portie aminozuren te komen. Mensen hoeven geen andere wezens te doden om ze te eten, want voedsel is het meest overvloedig te vinden in groenten, maar we hoeven niet achter een dier aan te rennen om het te doden. Het domesticeren van dieren, in de misnoemde dierlijke landbouw, is een misleiding tegenover onze broeders, die degenen zijn die met hun ongeluk betalen voor deze onwetendheid over menselijk voedsel.

Hoofdstuk 3

KOPPELING TUSSEN DE BASES

In normaal DNA kan de ketonische guanine base waterstofbruggen vormen met de waterstof die gebonden is aan stikstofatoom 1 en met de waterstof van de stikstof van de aminogroep, die gebonden is aan koolstofgetal 2, zoals te zien is in figuur 5. Van de drie pyrimidine-basen zoals thymine, uracil en cytosine in de kern die aan deze voorwaarde van koppeling met de ketonische guanine-basis kunnen voldoen, is het de cytosine-basis.

Er is geen andere pyrimidine base die dezelfde elektronische eigenschappen heeft als de cytosine base. Bovendien wordt deze koppeling tot stand gebracht door beide basen in een geconjugeerde vorm. Zoals te zien is in figuur 7, waarin te zien is hoe de guanine keton base bijdraagt aan de waterstofbinding via de aminogroep die aan koolstofnummer 2 vastzit. Bovendien zijn ze verbonden door het waterstofatoom dat is gebonden aan hun stikstof nummer 1. Ondertussen draagt de cytosine base bij aan de vorming van de waterstofbrug, ook via zijn aminogroep die gebonden is aan koolstof nummer 4.

Deze drievoudige bindingssterkte is wederkerig; daarom is dit de meest stabiele vorm van koppeling die DNA vormt. Terwijl aan deze chemische voorwaarde met de ketonische guanine base niet kan worden voldaan door de uracil base. Daarom kan de uracil-basis zich niet binden aan de ketonische guanine-basis of de adenine-basis om DNA te vormen. We concluderen dat, natuurlijk of normaal, in DNA, de ketonische guanine base alleen waterstofbruggen kan vormen met de cytosine base, omdat er geen andere base is die deze binding kan vormen.

De adenine base heeft slechts twee mogelijkheden, omdat het een enkele waterstof in zijn aminogroep heeft, verbonden aan zijn nummer 6 koolstof. Om de adenine base een waterstofbrug te laten vormen met een zuurstof, kan deze koppeling dus alleen tot stand worden gebracht als adenine een waterstofbrug accepteert bij zijn stikstof met nummer 1, zodat er twee waterstofbruggen ontstaan. Dit is een chemische voorwaarde die alleen mogelijk is tussen de basis adenine en de basis thymine. In een dergelijk geval, en zoals we kunnen zien in figuur 5, zou de adenine-basis zich kunnen koppelen aan de uracilketon-basis; maar dit is slechts op een relatieve manier, omdat de thymine-basis basischer is dan de uracil-basis. Aangezien de thymine-basis, zoals we zeiden, op koolstof nummer 5 van zijn ring de methylgroep draagt die de alfa-hydrogeen verving. Dus, deze methylgroep geeft de thymine base een grotere energetische stabiliteit.

Elektronisch gezien zal de uracil-basis ook niet in staat zijn zich te koppelen aan de adenine-basis. Maar er is geen andere base in de celkern die presteert met dezelfde of vergelijkbare elektronische eigenschappen als de thymine base, of een andere base die aan deze voorwaarde zou kunnen voldoen om hem te vervangen.

Dus, de uracil basis past niet bij de adenine basis of de ketonische guanine basis om waterstofbruggen te vormen; zolang de zure conditie binnen de celkern normaal is, voor DNA om zich op die specifieke manier te repliceren onder standaard DNA zuurgraad condities. Want als dit niet op deze manier zou gebeuren, zouden de twee ketongroepen van de thymine-basis tegenover elkaar komen te staan in één rij van de DNA-zijketen; en deze ketongroepen zouden elkaar afstoten of afstoten, waardoor de sequentie aan die kant van de helix in de DNA-keten zou worden verbroken.

In het normale DNA of N-DNA dat in figuur 10 wordt getoond, zien we dat een andere waterstofbrug wordt gevormd tussen de thymine- en cytokinebasen. Deze binding zorgt ervoor dat de DNA-streng als een spiraal draait. De thymine-cytokine binding gaat verloren in geval van kanker.

Dus, noch de uracil basis noch de thymine basis kunnen koppelen met de ketonische guanine basis om een ketenstructuur te vormen in normaal DNA. Terwijl deze chemische structuur voor koppeling alleen kan worden vervuld door de cytosine base met de ketonische guanine base.

Kanker is een chemisch verschijnsel, dus moeten we weten hoe deze koppelingen zijn om te weten hoe kanker chemisch kan ontstaan, want het DNA dat elke cel zijn structuur geeft, bestaat uit elektronische materie, die de nodige aanpassingen zal maken tussen de elektronische koppelingen. Samengestelde cellen zijn ontstaan door de mutatie van virussen; de cellen zijn zich dus niet bewust van hun bestaan of hun optreden in levende wezens, ook al zijn het slechts chemisch functionele wezens.

Bovendien is de vorm van deze base-to-base koppelingen elektronische materie die gevormd werd uit elektronische energie. Van haar, en van alle vormen van materie, kan dus worden verwacht dat zij voortdurend verandert, omdat zij een oneindig aantal soorten en combinaties kan vormen tussen de oneindige reeksen van energie en verschillende soorten materie van elektronische oorsprong.

Terwijl de geest slechts bestaat uit magnetische massa, en zich al dan niet bewust kan zijn van het mechanisme van de koppeling van de basen in het DNA van de cellen waaruit zijn fysieke lichaam bestaat, dat bestaat uit elektronische materie. Alleen de kennis van de geest zal zich ervan bewust zijn hoe deze koppelingen tot stand komen, en kennis wordt verworven door te leren.

De cellen van een levend lichaam hebben geen geheugen; want deze cellen komen voort uit een diploïde. De diploïde komt voort uit de integratie van twee haploïden: de ene haploïde komt uit de geslachtsklieren van de man en de andere haploïde komt uit de eicel van de vrouw. Het geheugen wordt door de geest in magnetische vorm meegebracht, die in de baarmoeder in de baby wordt opgenomen, 5 maanden na de dracht, wanneer de diploïde een baby is geworden met haar of zijn geslacht bepaald.

De geest en het lichaam zijn twee verschillende soorten energieën. Het fysieke lichaam bevat alleen elektronische materie; terwijl de geest die het fysieke lichaam bewoont, bestaat uit magnetische massa zonder elektronische materie.

De fysieke wereld is slechts een station voor de ruimtelijke aantrekkingskracht tussen het vrouwelijke en het mannelijke geslacht. In het menselijk ras vormen deze twee magnetische en elektronische energieën de energieën van een vrouw en een man. Het vrouwelijke komt voort uit de integratie van negatieve fermionen, en het mannelijke uit de integratie van positieve fermionen. Maar deze fysieke aantrekkingskracht is hetzelfde voor alle geslachten van levende organismen.

Wat op aarde als dood wordt gedefinieerd, kan in geen enkele vorm bestaan, want het is onmogelijk voor de elektronische materie van het fysieke lichaam om te sterven, en de kans dat de magnetische massa van de geest sterft is nihil. Er is alleen een scheiding van de twee soorten energie. De magnetische massa scheidt zich van de elektronische materie van het lichaam wanneer het elektronische lichaam zijn fysieke veranderingen in zijn evolutietoestand heeft voltooid. Op aarde wordt dit ouderdom genoemd. Het is slechts een moment, want tijd bestaat niet in de geestelijke wereld. Op dat moment van ontkoppeling zal de elektronische materie van het lichaam verstoken zijn van de magnetische massa die het leven gaf, en de evoluerende elektronische materie van het lichaam zal vrij zijn op aarde; dus zal het blijven veranderen met het verstrijken van de tijd. Terwijl de magnetische massa van de geest eeuwig magnetische massa zal zijn in het eeuwige moment. Wat de magnetische massa van de geest bij de geboorte verwerft, is de kennis gedurende de tijd dat zij deel uitmaakte van een fysiek lichaam.

Dit fenomeen van de koppeling tussen de basen in het DNA is het resultaat van de combinatie van deze twee soorten energieën door een omstandigheid waarvan we nu zeggen dat ze chemisch van aard is. Dit is van vitaal belang voor de manifestatie van fysiek leven door de juiste koppeling van de basen in het DNA. Want de elektronische materie vormt een opeenvolging van koppelingen, die door middel van een genetische code de fysieke kenmerken aan elk individu geven.

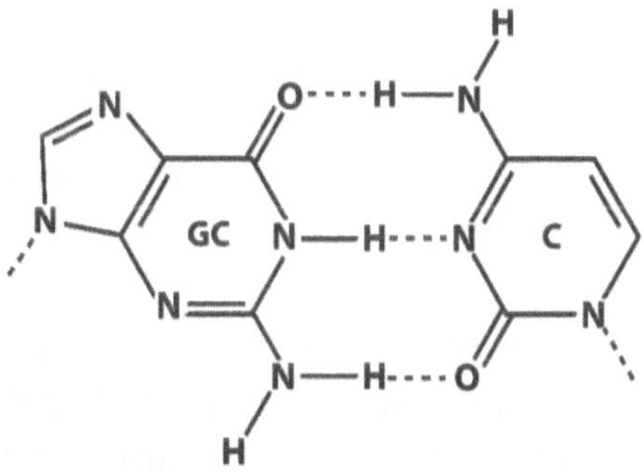

FIGUUR 7

WATERSTOFBRUGGEN VAN KETONISCHE GUANINE GC GEKOPPELD AAN CYTOSINE C BASE IN NORMAAL DNA

Opdat deze integratie van de twee soorten energie die functionaliteit of levensvorm zou hebben, kunnen de purinebasen op een specifieke manier aan de pyrimidinebasen worden gekoppeld, of alleen op die manier: de ketonische guaninebasen koppelen zich aan de cytosinebasen, en de adeninebasen zullen zich alleen binden aan de thyminebasen. Aangezien de uracil-basis niet aan deze voorwaarden voldoet, kan de uracil-basis niet deelnemen aan of deel uitmaken van DNA, zoals te zien is in figuur 8.

De vier basen zullen in DNA paren vormen via waterstofbruggen, waarbij paren of groepen van twee worden gevormd, die op de reeds genoemde manier worden gepaard: het paar gevormd door de adenine=thymine basen, en het paar gevormd door de guanine-keto$\equiv$cytosine basen verbonden door respectievelijk twee en drie waterstofbruggen. Maar in normaal DNA wordt tussen de twee pyrimidine basenparen nog een waterstofbrug gevormd, namelijk de thymine-cytosine waterstofbrug.

In dit geval zorgen deze basenparen ervoor dat de twee nucleotideketens waaruit DNA is opgebouwd, worden verbonden door de waterstofbruggen die worden weergegeven door de stippellijnen tussen de basen die worden gevormd door drie basenparen: adenine-thymine, thymine-cytosine en guanine-keton-cytosine.

De verbinding in dit stuk DNA is dus, zoals we kunnen zien, in feite complexer dan de eenvoudige verbinding tussen de basen adenine-thymine (A=T), thymine-cytosine (T-C) en guanine-cytosine (G$\equiv$C). Dit maakt DNA zowel samengepropt als samengedraaid tot de meest fascinerende molecule die de scheikunde van de levensvorming kent.

Aan de laterale uiteinden van de DNA-molecule worden nucleotidebindingen gevormd tussen de nucleotiden door liganden met de suikermoleculen desoxyribose en fosforzuur. Deze bindingen creëren een links-rechts verdraaiing van het DNA. Voor de links-naar-rechts draaiing van deze spiraal moeten alle deoxyribose moleculen rechtshandig zijn, maar in opeenvolgende volgorde. Daarom kan een linkshandige suiker niet ingrijpen op een rechtshandige suiker, want dat zou een enorme puinhoop worden; of er zou geen leven zijn.

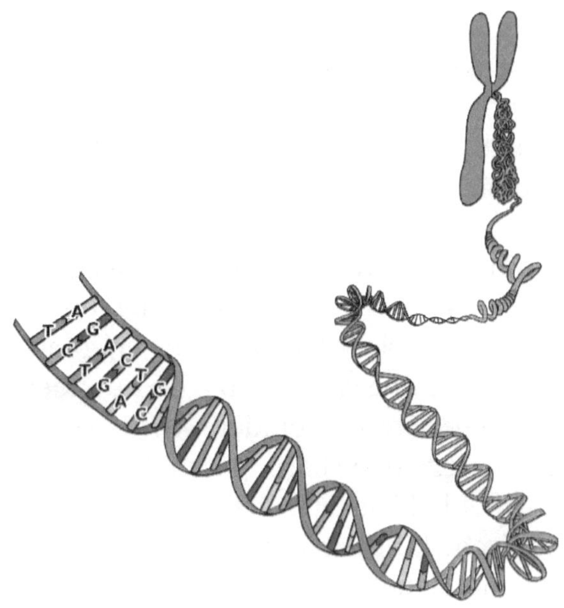

FIGUUR 8

**EEN DNA-MOLECUUL GESYNTHETISEERD DOOR CHROMOSOMEN.
HET IS DE MEEST BIJZONDERE MOLECULE IN DE SCHEIKUNDE,
OMDAT HET DE ELEKTRONISCHE MOLECULE IS DIE DE
LEVENSENERGIE GEEFT AAN ALLE WEZENS OP AARDE**

Hetzelfde geldt voor eiwitvorming: alle aminozuren die betrokken zijn bij eiwitvorming zijn linkshandig, maar er is geen sequentie van linkshandige en rechtshandige aminozuren. Rechtshandige aminozuren zijn niet betrokken bij eiwitconformatie; omdat een opeenvolging van linkshandige en rechtshandige aminozuren niet zou toestaan dat eiwitten driedimensionaal oprollen. Als het een linkshandig aminozuur zou zijn, gevolgd door een rechtshandig aminozuur, zouden eiwitten recht zijn en zouden fysieke lichamen niet bestaan. Eiwitten moeten wel driedimensionaal zijn, want naast andere functies vormen deze moleculen de vulling van het skelet van het fysieke lichaam.

Deze vorm van koppeling tussen linkshandige en rechtshandige moleculen is het gevolg van chiraliteit; net zoals de chiraliteit van aminozuren proteïnen maakt, waarbij alle aminozuren die betrokken zijn bij proteïnen linkshandig zijn; en wanneer je probeert een rechtshandig aminozuur te introduceren, zal het niet passen omdat het de volgorde van aminozuren in de proteïneketen zou veranderen.

De verbindingen van deze sporten zijn het gevolg van zowel de chiraliteit als de sterkte van de waterstofbruggen tussen de paren van de purinebasen adenine en guanine met de pyrimidinebasen thymine en cytosine. De ononderbroken laterale lijnen die deze paren verbinden, worden gevormd door de koppeling van deze twee basenparen. Daarom hebben we gezegd dat zuurheid of basiciteit relatieve termen zijn, omdat andere elektronische bindingskrachten, zoals waterstofbruggen, betrokken zijn bij het verbinden van de atomen.

Zoals aangegeven, kan het fenomeen van tautomerisme alleen optreden bij de ketonische guanine basen, en bij uracil wanneer het uracil enolisch is geworden. Dit gebeurt zodra het chemische milieu van de celkern zuurder wordt. Wanneer dit gebeurt, zal de ketongroep op het koolstofgetal 6 van de guaninebasen, of het getal 4 van het uracil, de ketonbasen van guanine en uracil enolisch maken. Met andere woorden, guanine en uracil in alcoholische vorm werden een vorm van basen die, in plaats van te geven, nu elektronische ladingen accepteren om waterstofbruggen te vormen. We kunnen zeggen dat toen de guanine en uracil basen ketonisch waren, dat hen nucleofiele basen maakte, of Lewis basen. Maar logischerwijs, wanneer de zuurgraad in de celkern hoog is, worden de ketonische guanine en uracil basen enolische basen; dat wil zeggen, ze zijn nu elektrofiel, of Lewis zuren.

Terwijl de alpha-hydrogenen, d.w.z. het nummer 1 van het ketonische guanine en de nummers 5 en 3 van het uracil, zwakke bindingen zijn, kunnen deze hydrogenen geneigd zijn gemakkelijk te vertrekken, wanneer een verandering van zuurgraad naar een hogere waarde optreedt. Zo zal de waterstof van de aminogroep op koolstof 2 van de enolische guanine-basisring een acceptor van elektronische ladingen blijven. Wanneer de uracil basis enolisch wordt, verliest het de waterstof op stikstof 3; dus kan zich op die plaats niet langer een waterstofbrug vormen.

Deze aminogroep op het enolische guanine zal de waterstofbrug blijven vormen, zoals we kunnen zien in figuur 9 voor het geval van het enolische guanine. Daarom is het stikstofgetal 1 van de enolische guanine-basis nu uitgeput van waterstof, wat betekent dat de enolische guanine-basis niet langer specifiek op die plaats een waterstofbrug kan vormen, d.w.z. er is geen alfawaterstof meer in de enolische guanine-basis die kan worden vrijgemaakt om een dubbele binding te vormen.

De guanine base met zijn enolische vorm zal echter wel een waterstofbrug kunnen vormen met het stikstofatoom dat zijn alfawaterstof kwijt is. Maar de enige base die de waterstof kan leveren om zo'n waterstofbrug te vormen is de thymine base, d.w.z. basis nummer 2 in figuur 5. Aangezien, als gevolg van tautomerisme, de uracil-basis gelijk is geworden aan de cytosine-basis, heeft deze geen waterstof op zijn stikstof nummer 3, zoals te zien is in figuur 5.

Aan deze nieuwe en omstandige eis kan dus niet worden voldaan door de cytosine-basen, noch door de uracil, maar door de thymine-basis in zijn ketonische vorm, zodra de ketonische guanine-basis en de uracil-basis basen worden met een enolische elektronische configuratie. Dus, om een koppeling te vormen met de guanine base in zijn enolische vorm, is de enige base die in de celkern overblijft voor de chromosomen om de waterstofbrug te vormen zoals in figuur 8, de thymine base.

Als we nogmaals naar figuur 5 kijken, kan aan deze eis misschien beter worden voldaan door de thyminebase met de enolische guaninebase, omdat in dit geval van een hogere zuurgraad de ketongroep op koolstofgetal 4 van de thymine-base meer gestabiliseerd moet zijn. Omdat de thymine-basis een methylgroep op koolstofnummer 5 van zijn ring heeft en geen alfahydrogeen, is de thymine-basis bestand tegen tauto-merisme, maar deze stabiliteit is te danken aan de bijdrage van de methylgroep op koolstofnummer 5 van de thymine-basis in figuur 5.

Acidose en methylering zorgen ervoor dat de uracil-basis en de cytochroom-basis uit de celkern verloren gaan. Omdat deze twee basen zullen worden omgezet in thymine wanneer tautomerisme optreedt in de cytosine- en uracil-enolbasen. Uiteindelijk is het de thymine-basis in het DNA die dit gebrek aan cytosine en uracil kan compenseren, omdat het de enige basis is die zich kan koppelen met de enol-guanine-basis, zo-als te zien is in figuur 10.

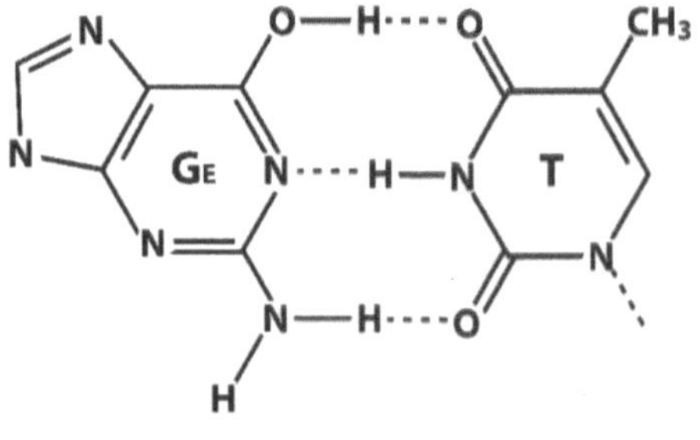

FIGUUR 9

IN DNA KAN GUANINE IN DE ENOLISCHE VORM GE ALLEEN KOPPELEN MET DE THYMINE BASIS

Kijkend naar wat de figuren 3 en 6 laten zien betreffende tautomerisme in de uracil en guanine basen, laten we eens kij-ken naar figuur 10 om te zien wat er gebeurt wanneer de gu-anine basis wordt omgezet van zijn ketonische vorm naar de enolische ruimtelijke configuratie in het DNA van de cel, wat een relatief stabielere elektronische toestand is onder deze omstandigheden van acidose.

Nu zijn er echter omstandigheden ontstaan waardoor de koppeling van de guanine base aan zijn enolische vorm niet meer met de cytosine base, maar met de thymine base plaatsvindt. Zoals blijkt uit figuur 9.

Deze verhoging van de zuurgraad is, zoals gezegd, ontstaan door de zure toestand van het cytoplasma en vervolgens in de celkern; die op haar beurt werd veroorzaakt door een overmaat aan urinezuur, koolzuur en melkzuur, als product van de hemolyse en de glycolyse in de mitochondriën van de spiercellen. Aangezien het ademhalingsproces werd beïnvloed, en de toevoer van zuurstof via de normale weg van de ademhaling verminderde. Dit beïnvloedde op zijn beurt het oxidatie/anti-oxidatie systeem, enzovoort. Vervolgens wordt het enzymcomplex, dat vóór de acidose door de cel zelf werd aangestuurd, ontregeld.

Deze ongunstige toestand begon, zoals we hebben aangetoond, door de onbalans in de concentraties tussen urinezuur en natriumuraat: [urinezuur] $\leftrightarrow$ [natriumuraat] [H⁺protonen], vanaf het moment dat we de inactieve dierlijke vleescellen begonnen in te nemen. Zoals we zagen, moet de concentratie van onze anti-oxidant natrium-uraat minstens 40 keer hoger zijn dan de concentratie urinezuur.

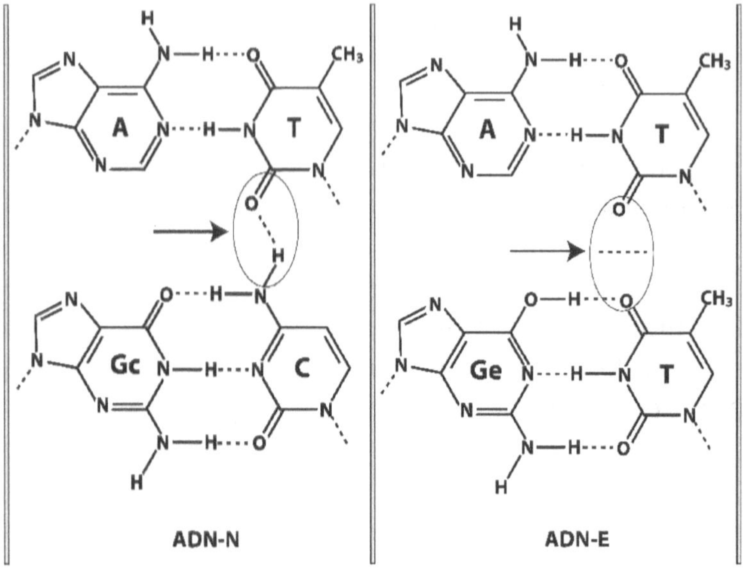

FIGUUR 10

ADN-N: NORMAAL DNA KETONISCH GUANINE Gc GELEID MET CYTOSINE. ADN-E: ENOLISCH GUANINE Ge GECOMBINEERD MET DE THYMININE BASIS. ZO ONTSTAAT DE DNA-MUTATIE DIE TOT KANKER LEIDT

Cellen met dit foutieve DNA ADN-E in figuur 10, verliezen dus hun structuur of elektronische configuratie, evenals hun oorspronkelijke chemische eigenschap, en er kunnen problemen ontstaan die verband houden met deze vervormde gensequentie.

Replicatie van deze gemuteerde cellen induceert bijvoorbeeld een lichte tumor, die, naarmate hij groter wordt, zichtbaar wordt als kanker, naarmate de replicatie van deze genetisch actieve cellen voortschrijdt. Maar ondanks het feit dat deze cellen actief zijn, repliceren zij sneller dan gezonde cellen. Zij zijn veranderlijk, want dat is de aard van de elektronische materie die DNA vormt om haar elektronische aanpassing te zoeken, afhankelijk van de zure omstandigheden voor de chromosomen binnen de celkern, zoals te zien is in figuur 10.

Dus, door acidose te veroorzaken, zijn we er ook in geslaagd om de ketonische of normale moleculaire structuur van ketonisch guanine en uracil te veranderen. Daardoor zullen ook de voorwaarden die nodig zijn voor de natuurlijke vorming van waterstofbruggen (H---O=C=, H---N=) worden veranderd. Want hoe dan ook, de tautomere of enolische structuur van het guanine kan alleen koppelen met de ketonische of normale structuur van de thymine base, waardoor een koppelingsfout in het gemuteerde DNA wordt geïntroduceerd.

De drievoudige binding die de guanine-base moet vormen met de cytosine-base moet de bijzondere eigenschap bezitten dat zij haar vijfde waterstofbrug inbrengt tussen de thymine- en cytosine-basenparen, die, zoals gezegd, het DNA een grotere energetische stabiliteit en driedimensionaliteit verleent, waardoor de oorspronkelijke DNA-structuur wordt versterkt of gestabiliseerd. Daarom moet deze invloed als drievoudige binding belangrijk zijn. Als vijfde thymine-cytosinebrug moet hij het DNA ook een grotere stabiliteit geven, zoals links in figuur 10 is te zien. Dat is waterstofbrug nummer 3. Deze waterstofbruggen veroorzaken een verdichting, die het normale DNA een hoge energetische stabiliteit oplegt.

Terwijl deze waterstofbrug tussen de thymine base en de cytokine base verdwijnt wanneer de guanine base in enolische vorm paart met de thymine base. Dat wil zeggen, de waterstofbrug tussen de basenparen is verdwenen, zoals blijkt uit de stippellijn in figuur 10. De sterkte van de drievoudige binding is dus minder in het foute DNA, en in zekere zin wordt het foute DNA energetisch zwakker. Er zal minder energie nodig zijn om het verkeerd gemuteerde DNA te synthetiseren, en het gemuteerde DNA zal zich sneller repliceren dan het normale DNA, zoals in het geval van kanker.

Het is een mutatie van het overgangstype, omdat zij wordt veroorzaakt door substitutie tussen basen van dezelfde klasse, d.w.z. pyrimidine door pyrimidine, (de base cytosine door de base thymine) wat waarschijnlijker is, omdat deze vorm van koppeling geen wezenlijke verandering in de normale chemische structuur introduceert, of in die van het oorspronkelijke DNA, zoals te zien is in figuur 9.

De chromosomen van een cel zijn echter betrokken bij dit tautomerisme, en als het tautomerisme peremptoir wordt, zal de cel kunnen doorgaan met zijn voortplantingswerk, maar, gerouteerd door een logica van het chemische karakter van zijn chromosomen, zoals te zien is in figuur 8.

De DNA-synthese zal op gespannen voet staan met andere cellen, althans wat betreft de snelheid van de replicatie en de functionaliteit. Deze cel zal niet geschikt zijn om de elektronische materie te configureren van het lichaam van een mens die geboren wordt met een conglomeraat van normale cellen. Maar, een verandering in de structuur van hun genen werd geïntroduceerd door hun manier van voeden. Daarom zullen deze gemuteerde cellen die tot hetzelfde lichaam behoren, in conflict komen met de andere gezonde cellen.

Het is belangrijk te weten, zoals we hebben gezegd, dat deze verschillen relatief zijn ten opzichte van elkaar, want in de elektronische bindingen hoeft er niet noodzakelijk een uitgesproken contrast te zijn om de nodige aanpassingen te laten plaatsvinden en om de koppelingen tussen de basen bevorderlijk te laten zijn. In relatieve zin kan worden gezegd dat als er een overvloed aan methylgroepen in de celkern zou zijn, de cytosine-basis niet langer beschikbaar zou zijn, omdat bij het methyleringsproces, zoals we zullen zien, de gehele cytosine-basis zou worden omgezet in de thymine-basis, die de partner is van de adenine-basis.

Die celkern zal dus, wanneer hij betrokken is bij een tautomerisatie- en methyleringsproces, energetisch transformeren in een relatief stabiele en functionele chemische configuratie, onder die omstandigheden van hogere zuurgraad in de celkern, zodat de chromosomen in figuur 8 het DNA op de verkeerde manier repliceren. Maar hun replicatiesnelheid, hoewel logisch vanuit chemisch oogpunt, zal vanuit biologisch oogpunt worden gewijzigd, en dat is wat tot uiting komt in wat wij een mutatie noemen. Het is niet meer dezelfde molecule van het oorspronkelijke DNA dat zich ontwikkelde in hetzelfde lichaam dat bestaat uit elektronische materie en magnetische massa.

Het is geen toestand die door genetische wijziging in alle cellen kan worden overgeërfd, omdat een dergelijke verandering in de reeds gevormde genen gecompliceerd zou zijn om in hetzelfde lichaam te gebeuren. Iemand die in het terminale stadium van kanker verkeert, kan geen gemuteerd wezen baren, of een wezen dat de mutatie met zich meedraagt; of een zwangere vrouw die tijdens de vorming van gemuteerde cellen zwanger is geworden, kan vervormd DNA doorgeven aan de foetus, zodat het kind kan lijden aan kanker die het van de moeder heeft geërfd. Als dit het geval zou zijn, zouden we concluderen dat kanker niet ongedaan kan worden gemaakt bij kinderen die met de gemuteerde cellen worden geboren, maar we weten dat de mutatie wel ongedaan kan worden gemaakt bij iemand die zonder kanker wordt geboren.

Het is een fout in de koppeling, veroorzaakt door verzuring, die de binding wijzigt tussen de basen waaruit het DNA is opgebouwd, en die chemisch kan worden hersteld, omdat gezonde cellen zich ontwikkelen volgens een ontwerppatroon, dat wordt bepaald door de eigenschappen van de genen.

Het is anders wanneer wij geboren worden met een DNA dat één of meer gewijzigde genen heeft, of dat reeds een gewijzigde of impliciete DNA-structuur heeft; want deze wijziging hoeft alleen te worden aangebracht door de mannelijke haploïde met de helft van zijn chromosomen, en de andere helft van chromosomen die afkomstig zijn van de vrouwelijke haploïde, vertegenwoordigd door de eicel. Daartoe moet een van de twee chromosomenparen al gemodificeerd zijn. Met andere woorden, als de kanker wordt overgeërfd, kan de genetische fout zowel van de vader als van de moeder afkomstig zijn.

Het is ook mogelijk om de configuratie van het polyanion van de fosfaatgroepen te veranderen; en het complex dat gevormd wordt door de reducerende enzymen, waarvan de belangrijkste vertegenwoordigers zijn: glutathionSH, hexokinase, catalase, superoxide dismutase, actieve vitamine C, enz. en die het DNA beschermden tegen veranderingen in de relatieve zuurgraad binnenin de cel. Met andere woorden, de chemische en energetische omstandigheden zijn juist voor de bindingen om zich te vormen tussen de enolische guaninethymine basenparen in plaats van ketonisch guanine-cytosine, en zo ontstaat de kanker of de mutatie in de cel.

De vorm van de koppelingen moet om een zeer specifieke reden zijn ontstaan. Het kan bijvoorbeeld de verhoogde snelheid zijn waarmee elk organisme zijn codes moet lezen om bijvoorbeeld een bepaald eiwit in een hoger tempo door zijn ribosomen te laten synthetiseren. Of een hogere replicatiefrequentie van hun DNA in hun chromosomen. Elk organisme zal dus zijn eigen levensmoment hebben, dat zal afhangen van de snelheid waarmee zijn cellen zich repliceren. Dit zal van invloed zijn, omdat het bepalend is voor het hoogtepunt van de veroudering van elk ras van levende wezens.

We zouden kunnen denken dat de eerste mensen geen vlees aten. Uracil was alleen aanwezig in RNA, om de eiwitsynthese in ribosomen te versnellen. Maar het zat niet in het DNA, want als dat wel het geval was geweest, zou de replicatie van het DNA in de chromosomen in figuur 8 met meer haast zijn verlopen. Evenzo, als de thymine base in het RNA had gezeten, zou de eiwitsynthese te langzaam zijn verlopen. Met andere woorden, er zou geen leven zijn.

In april 1997 verscheen een artikel in de Proceedings of the National Academy of Sciences of the United States of America PNAS (PNAS 1 april 1997, vol. 94no. 73290-3295) van de onderzoekers Benjamin C. Blount e.a. met de titel: "Folate deficiency causes incorrect incorporation of uracil into human DNA and chromosome breakage, with implications for cancer and neural damage". Dit is wat we in het geval van foliumzuur open ruggengraat noemen. De wervelkolom wordt ook wel de wervelkolom genoemd, omdat de halswervels over het algemeen een gevorkte "Y"-vorm hebben. Het belangrijkste van dit artikel, in dit specifieke geval, is misschien wel dat deze onderzoekers experimenteel hebben kunnen aantonen dat de uracil-base, die alleen in de verschillende RNA's zou moeten voorkomen, per vergissing in het DNA was ingebracht. Maar deze thymine- en enolische uracilbasen zijn vrijwel identiek, zodat we niet zullen weten of het de thyminebasis is die daadwerkelijk de DNA-breuk veroorzaakt bij iemand met kanker, of dat het de thyminebasis is wanneer deze in enolische vorm met de guaninebasis in het DNA wordt gekoppeld.

Hoofdstuk 4

METHYLATIE

Methylering is nodig om de methylgroep ($\cdot CH_3$) in moleculen in te brengen. Vooral in aminozuren die deze methylgroep dragen, zoals aromatische aminozuren, die niet door dieren kunnen worden geproduceerd, worden deze aminozuren essentiële aminozuren genoemd. Een voorbeeld van een aminozuur dat een methylgroep draagt is methionine. Essentiële aminozuren worden alleen door planten gemaakt.

Consumptie van proteïne uit een dierlijke bron zal een overmaat van het aminozuur methionine doen ontstaan; in dit geval kan de methylgroep van het aminozuur methionine worden losgemaakt; en, het methylradicaal zal vrij zijn. Dit radicaal is een nucleofiel, en heeft een hoge reactiviteit, waarvan de negatieve lading aan de binnenkant van de cellen door het antioxidantensysteem moet worden verbruikt, en door natriumuraat en vitamine C aan de buitenkant van de cellen.

Als de celkern of het bloed echter zuur wordt, kan het methylradicaal dat vrijkomt uit methionine niet worden geneutraliseerd. In dat geval zal het methylradicaal aan de binnenkant van de cellen reageren met de cytosine- en uracilbasen in hun enolische vorm, en beide basen omzetten in de thyminebasen, zoals respectievelijk in de figuren 11 en 12 te zien is.

In het geval van de cytosine base in figuur 11, wanneer de methyl deze cytosine base vangt, zal deze worden omgezet in de thymine base. Hetzelfde gebeurt met de uracil base, wanneer uracil in de enolische vorm is als gevolg van een hoge zuurgraad; zoals te zien is in figuur 12. Dat wil zeggen, de uracil base in de enolische vorm zal worden beïnvloed door een methyleringsproces wanneer het zure milieu de uracil base omzet van zijn ketonvorm in zijn enolische vorm.

Uiteindelijk, of na dit methyleringsproces, zal de kern van die cel overblijven zonder de basen cytosine en uracil, omdat beide basen zullen worden omgezet in thymine. Dus, om DNA te repliceren, zullen de chromosomen de thymine-base gebruiken als vervanging voor de cytosine-base, die nu in overvloed aanwezig zal zijn in de kern van die cel.

Dus, als er geen acidose in de cellen was, zou tautomerisme in de guanine- en uracilbasen niet voorkomen. Als er geen tautomerisme zou optreden, zou er geen methylering van de cytosine- en uracilbasen plaatsvinden.

Het is de vleesetende levensstijl waaraan wij ons proberen aan te passen, die er alleen maar toe zal leiden dat onze cellen kankereenheden worden. Het is een mutatie, d.w.z. een elektronische aanpassing die door de chromosomen in de celkern wordt aangebracht, naar gelang van de zuurtegraad die in de cellen heerst.

In het algemeen is alle vlees schadelijk, omdat absoluut alle vlees afkomstig is van levende wezens; en daarom zijn alle dieren, evenals mensen, opgebouwd uit cellen; deze cellen zijn opgebouwd uit DNA en RNA, die de purine basen guanine en adenine bevatten. Dierlijk eiwit bevat daarentegen een overmaat aan het aminozuur methionine, dat, wanneer het zijn methylgroep verliest, wordt omgezet in het aminozuur homocysteïne.

Methionine is een methylgroep-donor -CH3; daarom kan methionine worden beschouwd als een product van de methylering van homocysteïne. Homocysteïne is dus energetisch stabieler dan methionine; daarom kan bij een hoge zuurgraad de methylgroep van methionine worden verwijderd tot homocysteïne. Deze van methionine losgemaakte methylgroep zal ertoe leiden dat de basen cytosine en uracil zich omzetten in de basis thymine, zoals hierboven vermeld.

Als er tautomerisme is, zal de thymine-basis in overvloed aanwezig zijn in de celkern; en om de koppelingen te maken waar de cytosine- en uracil-basen ontbreken, zullen de chromosomen de thymine-basis gebruiken om DNA en RNA te vormen. Maar dat DNA zal mutant worden, omdat het zich met deze nieuwe verkeerde vorm sneller zal blijven vermenigvuldigen dan het DNA en RNA van normale cellen in hetzelfde lichaam. Met andere woorden, het replicatieproces van zowel het gemuteerde DNA als het gemuteerde RNA wordt versneld, ten opzichte van de replicatiesnelheid van normaal DNA en RNA.

Wij zullen deze abnormaliteit echter pas opmerken wanneer wij ergens in de weke delen van het lichaam een knobbel of abnormale groei ten gevolge van een tumor waarnemen; aangezien 80% van de kankergevallen zich in de epitheliale membranen van organen voordoet. Meer bepaald in de apicale cellen van deze epitheliale membranen. Bijvoorbeeld in de melkkanalen van de borst, de baarmoeder, de zaadblaasjes bij de prostaat, de lever, de pancreas, de longen, de keel of in de opperhuid. Dit zijn allemaal zachte weefsels die worden gevormd door apicale epitheelcellen. De mensen die het meest aan kanker lijden, zijn bijvoorbeeld de vrouwen omdat de baarmoeder erbij betrokken is, en op de tweede plaats komen de mannen vanwege kanker in de zaadblaasjes in de buurt van de prostaat. Inwoners van de Noordse landen worden door huidkanker getroffen, omdat zij in de tropen aan de zon worden blootgesteld en de ultraviolette stralen de apicale cellen van de opperhuid aantasten.

Terwijl het gebrek aan uracil in het RNA, waarvan de functie nu is overgenomen door thymine, zal leiden tot fouten in de eiwitsynthese door ribosomen aan de buitenkant van de kern, d.w.z. in het cytosol van de cel. Dit gebeurt omdat de codes voor de eiwitsynthese reeds zijn gewijzigd van de chromosomen naar de ribosomen, en de ribosomen zullen niet in staat zijn deze synthesecodes te lezen. De eiwitvolgorde wordt dus gewijzigd, omdat de impliciete code in het boodschapper-RNA niet overeenkomt met de code van het transfer-RNA. De ribosomen worden dus elektronisch uit elkaar gehaald en zullen een soort eiwit synthetiseren dat niet functioneel is voor normale menselijke cellen.

Het blijkt dat deze nu gemuteerde cellen zich sneller zullen vermenigvuldigen dan gezonde cellen, omdat de energiekracht die het verkeerde DNA stabiliseert, lager is. Met andere woorden, er komt een tijd dat er meer gemuteerde cellen dan normale cellen zullen zijn. De mitochondriën van de cellen worden in mindere mate getroffen, omdat zij beter in staat zijn zich aan te passen aan de hoge zuurgraad die zich in de cellen voordoet.

Als echter de zuurgraad aan de buitenkant van de cellen, d.w.z. in het bloed, wordt verhoogd, zal het natriumuraat volledig worden omgezet in vrij urinezuur, met name 3-methyluurzuur, en zullen we het antioxidant natriumuraat en vitamine C verliezen via urine en transpiratie. Daardoor zal de oxidatieve stress uit de hand beginnen te lopen, waardoor bijvoorbeeld meer van het uit dierlijke eiwitten geconsumeerde methionine in homocysteïne zal worden omgezet.

In de normale zure toestand is oxidatieve stress noodzakelijk voor het mechanisme van hemolyse, of de afbraak van rode bloedcellen die hun transportfuncties niet meer kunnen vervullen. Tegelijkertijd helpen antioxidanten te voorkomen dat gezonde rode bloedcellen voortijdig hun functie verliezen om afwisselend zuurstof en kooldioxide te vervoeren.

Wanneer methionine binnen de cellen wordt omgezet in homocysteïne, zal homocysteïne de functie van de eigen antioxidanten van de cellen overnemen. Op deze manier zal het dus het ademhalingsenzymsysteem gaan verminderen, dat, zoals we hebben gezien, in de cellen belangrijk is om de zuurtegraad te controleren bij het opwekken van energie in de vorm van warmte zonder zuurstof in de mitochondriën.

Energie zonder zuurstof is nodig in gevallen van nood. Wanneer we bijvoorbeeld bang zijn, stoppen we met ademen; en cortisol zorgt ervoor dat het insulineniveau daalt zodat er meer glucose beschikbaar is voor het geval we moeten vluchten. Het proces van ademhalen zonder zuurstof door middel van glycolyse is het meest ontwikkeld bij vogels, reptielen, insecten en duikende dieren, zoals schildpadden, zeehonden en pinguïns. Duikdieren moeten in het water duiken om voedsel te zoeken, maar daarna moeten ze naar de oppervlakte komen om zuurstof uit de lucht in te ademen. Maar mensen zijn geen duikers; mensen leven alleen aan de oppervlakte van de aarde waar zij zuurstof uit de lucht inademen.

Zoals we al hebben uitgelegd, is het moeilijk voor cytosine om getautomeriseerd te worden, omdat zijn ring volledige dubbele bindingen heeft. De cytosine-basis heeft dus geen alfahydrogeen, of een die grenst aan de ketongroep op koolstofgetal 2, om een andere dubbele binding tussen twee koolstofatomen in de cytosine-basisring te sluiten.

Met andere woorden, het meest waarschijnlijke dat met de cytosine base kan gebeuren is methylering, vanwege de verzwakking die wordt veroorzaakt door de hogere zuurgraad

van de aminogroep die aan koolstof 4 van de cytosine basis-
ring is verbonden.

De hogere zuurgraad is, zoals we zagen, het resultaat van
de glycolyse, of de gisting van glucose; dat is het proces van
celademhaling zonder zuurstof; aangezien, via deze weg van
glycolyse of gisting van glucose, melkzuur zal ontstaan in de
mitochondriën. Vooral in de spiercellen, die meer energie
moeten produceren omdat ze in beweging zijn; bovendien
zijn spiercellen talrijker in het lichaam. Als zuurstof deze cellen niet bereikt, zullen de mitochondriën hun toevlucht nemen tot het produceren van calorische energie via glycolyse.

FIGUUR 11

**OMZETTING VAN DE C-BASIS VAN CYTOSINE IN DE T-BASIS VAN
THYMINE DOOR METHYLERING**

Anderzijds, als cytosine zuur wordt, wordt koolstof 5 in de
cytosine-ring positief, d.w.z. elektrofiel, en kwetsbaar voor
aanvallen door vrije radicalen of nucleofielen, zoals de methylgroep ($\cdot CH_3$). Die, als een elektron afgevende groep. Deze
methylgroep kan reageren met kernen, d.w.z. met deeltjes die
positief geladen zijn, zoals blijkt uit de gebogen pijlen in figuur 11.

In het geval van figuur 11 voor de cytosine-base zal het methylradicaal ($\cdot CH_3$) dat overblijft van het methionine koolstof
5 op de cytosine-ring aanvallen, en dit zal het omzetten in een
tussenproduct, namelijk 5-methylcytosine. Vervolgens, als de
5-methylcytosineverbinding de aminogroep op koolstof 4

verliest in de vorm van ammoniak (NH_3), zal de plaats die door deze aminogroep wordt verlaten, worden ingenomen door een watermolecuul. Als gevolg daarvan zal 5-methylcytosine volledig worden omgezet in de basis thymine plus ammoniak.

Bij een hoge zuurgraad zal de ammoniak worden omgezet in het ammoniumion, dat als een zout naar de lever kan worden getransporteerd, waar het zal worden omgezet in ureum om te worden uitgescheiden in de urine; en dit is hoe het verhoogde urinevolume bij diabetici tot stand komt.

Op dezelfde manier kan dit gebeuren met de tussenverbinding in figuur 12, wanneer de uracilbase wordt omgezet in zijn enolvorm. Want bij de omzetting naar de enolische vorm wordt koolstof 5 van de uracil-base positief, d.w.z. dat uracil een Lewiszuur wordt. Wanneer uracil wordt omgezet in de enolische vorm, wordt het dus vatbaarder voor aanvallen door vrije radicalen, zoals de methylgroep, die aan koolstof 5 van de enolische uracil wordt toegevoegd. Net als bij de cytosine-basis zal de methylgroep dus op deze koolstof van de enolische uracil-basis worden ingebouwd, en zo wordt de enolische uracil-basis door methylering omgezet in de thymine-basis.

Net zoals bij de methylering van de cytosine-base ammoniak als residu overblijft, moet bij de methylering van de enolische uracil-base een waterstofatoom ($\frac{1}{2}H_2$) vrij blijven, dat vervolgens wordt omgezet in een waterstofmolecuul H_2. Zoals te zien is in figuur 12. Dit is mogelijk, omdat we weten dat moleculaire waterstof een reductiemiddel is, hetgeen verenigbaar is met het reducerende karakter van homocysteïne in de cellen.

Misschien wel het belangrijkste is dat het eindresultaat van de hoge zuurgraad binnen de celkern is dat de guanine- en uracilbasen enolisch werden, en dit veroorzaakte dat de cyto-sinebasis thymine werd, zoals te zien is in figuur 11.

Vleesetende dieren, zoals hyena's, leeuwen, honden, tijgers, katten, enz. scheiden overtollige aminozuren uit als allantoïne via de urine in plaats van ureum. Om deze afvalstoffen uit urinezuur om te zetten in allantoïne, is het enzym uraatoxidase nodig. Vegetarische dieren, zoals mensen, hebben het enzym uraatoxidase echter niet in hun uitscheidingsstelsel; daarom mogen vegetariërs geen vlees van een ander dier eten.

Vissen en andere zeedieren scheiden hun cellulair afval uit in de vorm van ammoniak. Dit komt omdat zeedieren hun afval over het algemeen hypotoon uitscheiden zonder dat daarvoor het urinesysteem nodig is. Vogels en reptielen daarentegen hebben geen urinestelsel, omdat vogels moeten vliegen; en reptielen over de grond kruipen. Vogels en reptielen zetten hun afval dus om in urinezuur en scheiden dat uit in hun uitwerpselen. Het eten van pluimveevlees is dus schadelijker, omdat pluimveevlees meer urinezuur bevat.

FIGUUR 12

**DOOR ACIDOSE WORDT HET ENOYL URACIL UE OMGEZET
IN DE THYMINE BASE T DOOR HET EFFECT VAN
METHYLERING**

Dit proces van methylering kan dus gebeuren door deze manier van demethylering van het aminozuur methionine, dat in overmaat in de cellen werd opgenomen gedurende de jaren van herhaalde consumptie van dierlijke eiwitten.

Dus, met het basenpaar adenine=thymine zal er geen probleem zijn, want wat er zal zijn is een grotere hoeveelheid thymine. Met deze overvloed aan thymine zullen de voorwaarden voor de vorming van dit adenine=thymine basenpaar worden bevorderd, omdat beide basen beter bestand zijn tegen de toename van de zuurtegraad in de celkern. Dit adenine=thymine basenpaar zal een natuurlijke en normale basenkoppeling blijven in de celkern, en specifiek in de chromosomen, waar DNA wordt gerepliceerd.

Het probleem ontstaat doordat, naarmate het methyleringsproces voortschrijdt, de kern van de cel die bij de DNA-replicatie betrokken is, op een gegeven moment geen cytosine- en uracilbasen meer zal hebben. Dit zou de cel dwingen om de vormen van de koppelingen tussen de basen in het DNA door de chromosomen chemisch te veranderen.

Wanneer de uracil-basis enolisch wordt, kan deze basis de cytosine-basis in het DNA niet vervangen, omdat de uracil-basis geen waterstofbruggen kan vormen. Omdat er niet langer een waterstof zit op stikstof nummer 3 van de enolische uracil. De enige overgebleven base in de kern om te paren met enolisch guanine is thymine. Omdat de basis thymine een waterstof heeft op stikstof 3. Maar er is geen andere base in de celkern met deze zelfde elektronische eigenschappen. De enige basis met deze eigenschappen en kenmerken is de thymine basis.

Er zijn chemische omstandigheden ontstaan die een aanpassing van de elektronische koppelingen in het DNA veroorzaken, waardoor de functie en de oorspronkelijke structuur van dat DNA worden beïnvloed; met andere woorden, de cel muteert; en de kern van die cel, die nu anders is, zal anders zijn, omdat de chromosomen de thymine-basis zouden ge-bruiken als de andere basis voor de koppeling met de gua-nine-basis, die in enolvorm is. Het is een koppeling die nor-maal zou zijn bezet door de cytosine-basis met de guanine-basis in zijn ketonische vorm, maar niet in zijn enolische vorm; waardoor het duidelijk is dat de thymine-basis nu met zijn overvloed deelneemt, zodat de chromosomen een nieuw type DNA vormen; maar dit DNA dat de chromosomen pro-duceren zal veranderd zijn ten opzichte van het normale DNA.

Zoals gezegd, zal het hetzelfde zijn in RNA's, omdat de uracil-basis weg is, en deze ontbrekende uracil-basis zal wor-den vervangen door de thymine-basis, die normaal niet echt deelneemt aan de vorming van RNA. Dus, met deze overmaat aan de thymine base, kunnen het transfer RNA en het bood-schapper RNA worden veranderd, en dit kan andere proble-men beïnvloeden die te maken hebben met de opeenvolging van aminozuren bij het invoegen van deze aminozuren in de eiwitketens. Zoals we hebben uitgelegd, leidt de verandering in een nucleotide tot een verandering in de positie van een aminozuur in de eiwitketen; en dit zal bijdragen tot de uitwis-seling van het ene aminozuur voor het andere; maar de ge-vormde eiwitketen zal niet dezelfde zijn als die welke had moeten worden gevormd.

Hoofdstuk 5

SYNTHESEFOUTEN

Wanneer er geen tautomerisme en methylering in de cellen is, zal het triplet dat het ribosoom vertelt waar het de synthese van de eiwitketen moet beginnen, d.w.z. het initiatiedriplet, als volgt zijn: uracil-adenine-cytosine (U-A-C) in het transfer-RNA dat moet koppelen met het adenine-uracil-guanine-keton (A-U-Gc)-driplet van het boodschapper-RNA. Terwijl het terminatietriplet zal zijn: uracil-adenine-adenine (U-A-A) in het boodschapper-RNA, dat geen aminozuur in het transfer-RNA heeft; daarom, wanneer dit triplet van het boodschapper-RNA aankomt, geeft het aan het ribosoom aan dat daar niets naartoe gaat; dat wil zeggen, dit triplet is wat aan het ribosoom aangeeft dat de synthese van de eiwitketen is beëindigd.

Wanneer er geen cytosine of uracil in de celkern is, omdat deze zijn omgezet in de thymine-base, zullen deze door het boodschapper-RNA binnengebrachte tripletten anders zijn. Daarom zullen de insertie- en aminozuurvolgorde in het eiwit verkeerd zijn. Bijvoorbeeld, de initiatie-triplet zal worden veranderd in: thymine-adenine-thymine (T-A-T), terwijl de terminatie-triplet thymine-adenine-adenine (T-A-A) zal zijn. En op deze foutieve manier zal het ribosoom de code niet vinden die hem vertelt waar de eiwitsynthese zal beginnen en hoe deze zal eindigen.

Vanaf dat moment ontstaat er, zowel in de kern als in het cytoplasma van de cel, een verstoring van het evenwicht die de gehele celstructuur beïnvloedt. De cel raakt vervormd en een nieuw soort cel met kankerverwekkende eigenschappen gaat zich vermenigvuldigen.

Gezonde, niet-aangetaste naburige cellen zullen proberen de chemische structuur van hun elektronische ontwerp en functionaliteit aan te passen; en dit zijn de cellen die we moeten behoeden voor een verhoging van de zuurgraad, zodat ze niet in de minderheid komen van de mutantcellen. Als we op tijd handelen, zullen gezonde cellen ontstaan, terwijl kankercellen zullen verdwijnen.

Dit zal pas worden bereikt wanneer de gezonde cel haar vooraf bepaalde toestand van zuur-base-concentratie, die haar een ondubbelzinnige koppeling als gezonde cellen gaf, terugvindt. In een dergelijk geval zal het afhangen van de mens die betrokken is bij het proces van tautomerisme en methylering, maar het zal niet de schuld zijn van onze cellen. Aangezien wij zelf bepalen wat wij eten en wat wij niet eten om onze cellen, die slechts uit elektronische materie bestaan, te voeden, zijn de cellen zich niet bewust van hun bestaan, d.w.z. de gemuteerde cellen zijn zich niet bewust van deze genetische fout en passen zich slechts aan de veranderingen die worden opgelegd door de elektronische ladingen van chemische aard.

Dit is een duidelijk voorbeeld van de reden waarom de magnetische massa van de geest en de elektronische materie van het lichaam geïntegreerd zijn via het fysieke medium, maar niet samensmelten als één enkele genetische identiteit. Omdat zij niet geïntegreerd zijn, kunnen de twee entiteiten zich dus scheiden. Laten we zeggen, wanneer de veranderingen die plaatsvinden in de elektronische materie van het lichaam hun hoogtepunt bereiken. Dit hoogtepunt is de veroudering van de veranderingen die fysiek van aard zijn. Op dat moment van ontkoppeling zal de magnetische massa van de geest terugkeren naar zijn geestelijke wereld, terwijl de elektronische materie van het lichaam het proces van verandering zal voortzetten zonder de magnetische massa van de geest nodig te hebben.

Deze verandering van elektronische koppeling veroorzaakt een verandering van de fysieke en elektronische configuratie van het DNA; waardoor de fysieke vorm van de elektronische materie, d.w.z. het DNA, zal veranderen, terwijl dit geen invloed zal hebben op de magnetische energie van de geest. De massa van de geest is zich ook niet bewust van het proces van tautomerisme en methylering.

Vanuit fysisch oogpunt wordt het genoom gekenmerkt door heterogeniteit en een rangschikking van basenparen in het DNA. Deze rangschikking van basenparen in het DNA is echter niet willekeurig, maar hangt af van de elektronische kenmerken die worden gevormd. Dit is wat het fysieke patroon geeft aan elk individueel DNA. Het is dan ook te verwachten dat uit deze rangschikking of opeenvolging tussen de basenparen een aantal combinatoriek zal voortvloeien dat werkelijk oneindig is in de systemen van het fysische leven.

Het zijn de basenparen die deze combinatorische mogelijkheid geven, hoewel individueel de vorm van deze paren in DNA de vorm guanine-keto≡cytosine, adenine=thymine en thymine-cytokine moet hebben. Maar als de eigenschappen van deze afzonderlijke bindingen worden gewijzigd, zal dit de volgorde van deze basenparen in de uiteindelijke structuur van elk DNA beïnvloeden.

Zo zijn er bijvoorbeeld overvloedige regio's met keton-guanine≡cytosine drievoudige bindingen, wat mogelijk het resultaat is van de stabielere waterstofbrug die zich vormt tussen het extra thymine-cytosine basenpaar, zoals waterstofbrug nummer 3 links in figuur 10.

De stabiele driedimensionale structuur van DNA zal afvlakken, wanneer het enolische guanine-thymine paar wordt gevormd, omdat er geen waterstofbrug kan worden gevormd tussen het thymine-thymine paar rechts in Figuur 10.

Wat DNA stabiel maakt, is dat het keton guanine paart met cytosine, zodat er andere bindingen tussen de basenparen kunnen ontstaan, zoals de thymine-cytosine binding. De meest logische manier om dit te laten gebeuren is dat de keton guanine-cytosine drievoudige binding en het thymine-cytosine enkelvoudige paar zich vormen tussen de twee basenparen, waardoor het DNA-molecuul een grotere energetische stabiliteit krijgt. Het zijn deze drievoudige paren die de meeste energetische kracht leveren om normaal DNA te stabiliseren. Daarom is het waargenomen gemiddelde gehalte aan ketonische guanine-cytosine drievoudige bindingen ongeveer 60 % hoger dan de theoretisch verwachte 50 %.

Een dergelijke grotere verscheidenheid aan drievoudige bindingen in de orde van 60 % is gecorreleerd met de zogenaamde genenrijkdom, hetgeen betekent dat genen de neiging hebben zich te concentreren in die gebieden die rijker zijn aan de koppelingen met de ketonische guanine-keto$\equiv$cytosine-drievoudige bindingen. In welk geval, zoals we kunnen zien in figuur 10, deze rijkdom aan drievoudige bindingen kan worden verminderd door het effect van zuur-base veranderingen binnen de kern van de cellen. Zoals in het specifieke geval van tautomerisme, dat van invloed is op het ontstaan van cytokinemethylering en enolische uracil.

Links in figuur 10 is te zien waarom in normaal DNA de drievoudige waterstofbrugparen guanine-keton-cytosine en thymine-cytosine preferentiële of meer overvloedige gebieden vertonen. Want in dergelijke helixvormige moleculen van

DNA en RNA bestaat een wisselwerking tussen elektronenwolken die gekoppeld zijn volgens elektronische ladingen. Daarom is dit DNA veranderlijk, zodat er een herschikking optreedt; en de chemische stabiliteit van zijn driedimensionale structuur zal afhangen van de aantrekkingskracht waarmee elk molecuul, of groepen van moleculen, bijdragen tot deze herschikking van de elektronische lading.

Het zijn de drievoudige bindingen die de ketenvormige molecule in een spiraalvorm doen draaien wanneer elk paar zich bij de ribonucleotideketen voegt. De DNA-keten kronkelt dus naar rechts, wat zoals gezegd gebeurt omdat de suikers die betrokken zijn bij de configuratie van DNA allemaal een rechtshandige ruimtelijke configuratie hebben. Dus in de linkerstreng van figuur 10 is het meest waarschijnlijke dat het dubbele waterstofbrugpaar verschijnt in het adenine=thymine-paar, maar dan omgekeerd, wat verder de coderende structuur van dat gen zal gaan vormen.

Deze sequentie moet worden voltooid, d.w.z. voor de vorming van de verschillende genen, omdat de lengte van de DNA-keten niet oneindig kan zijn. Deze bindingskrachten worden dus verzwakt, wat betekent dat extra paren niet in de DNA-sequentie mogen worden opgenomen. Dit bepaalt het uiteindelijke fysische patroon van elk individueel DNA.

Aan de rechterkant van figuur 10 vinden we dezelfde situatie, maar op de verkeerde manier door de aanwezigheid van de thymine-base in het guanine-thymine-enol-basenpaar, omdat er geen cytosine meer aanwezig is in de kern van de gemuteerde cel. Zoals we in figuur 10 kunnen zien, bestaat in dit geval de vorming van die tweede waterstofbrug tussen de twee basenparen niet meer. De twee ketongroepen van de thymine-basis stoten elkaar aan de verkeerde kant van de DNA-streng af, waardoor het DNA op dat punt openbreekt. Natuurlijk wordt de bindingskracht in dit geval zwakker, dus in de enolvorm zullen de bindingskrachten zwakker zijn. Het resultaat is dat de bindingssterkte van de ketonische guanine-keto≡cytosine drievoudige binding groter is dan die van de enolische guanine-thymine drievoudige binding.

Dus hoewel er een drievoudige binding is gevormd tussen de enolische guanine/cytosine basen, zal dit een minder energetisch stabiel DNA zijn, omdat de thymine-cytosine brug zich niet heeft gevormd tussen de twee basenparen.

De configuratie ervan zal dus energetisch minder bijdragen tot de vorming van overvloedige zones voor dat gen dat het verkeerde guanine≡thymine-paar bevat; omdat dit afwijkende DNA energetisch gemakkelijker te synthetiseren zal zijn. Hoewel het met zijn bindingssterkte aan het DNA-molecuul minder stabiliteit zou brengen dan het normale basenpaar ketonisch guanine≡cytosine met grotere sterkte deed.

DNA geeft elk organisme zijn fysieke blauwdruk; het is de oorspronkelijke blauwdruk die is vastgelegd in de kern van elke cel; het is een code; daarom zal, wanneer de structuur van DNA wordt veranderd, de oorspronkelijke fysieke blauwdruk veranderen waarmee elk levend wezen is geboren. En het zal altijd logisch zijn, want in de chemie zal het eindproduct dat ontstaat altijd het meest stabiele zijn, ook al is het energetisch het moeilijkst te synthetiseren, want wat telt is de elektronische stabiliteit of de laagste energie die het eindproduct bevat.

De lagere energie die nodig is om een zwakkere bindingskracht te vormen, zal dit mutant-DNA helpen zich sneller te repliceren; maar uiteindelijk zal het een instabieler DNA zijn dan normaal DNA. Omdat de koppeling tussen de ketonische guanine≡cytosine basen een grotere stabiliteit in het normale DNA inbouwt, vergeleken met het geval dat zich vormt met de koppelingsfout tussen de enolische guanine ≡ thymine basen.

Zodra aan deze voorwaarden voor de synthese van het verkeerde DNA door de chromosomen is voldaan, kan het gen zowel zijn sequentie als zijn replicatiesnelheid verliezen, aangezien de levensduur van elk levend wezen zal afhangen van de replicatiesnelheid. In dat geval zal een dragercel met een dergelijke fout anders zijn door de mutantfactor. Een zustercel die hieruit voortkomt, zal dus in de toekomst ook dezelfde fout dragen, totdat er een grote groep mutantcellen is ontstaan. Het gevolg is dat sommige cellen zich sneller zullen vermenigvuldigen dan andere, waardoor er een klomp of uitgroei van mutantcellen ontstaat die zichtbaar wordt in de vorm van een tumor.

Bovendien zijn er andere soorten genetische ziekten die van invloed zijn op het optreden van deze inconsistenties in het archetype dat wordt geërfd door het menselijk individu dat door deze genetische fout is getroffen.

De lagere energetische kracht die nodig is om de enolische guanine-thymine drievoudige binding te vormen, zal de synthese van dat foutieve DNA verlichten, zoals we zeiden; zodat de aanwezigheid van uracil in RNA, maar niet in DNA, een controlerend chemisch mechanisme kan zijn waarover de cellen beschikken om de snelheid van de vervaardiging van eiwitten te versnellen, maar tegelijkertijd de snelheid te vertragen waarmee elk DNA wordt gerepliceerd. Met andere woorden, het is deze volgorde die de snelheid bepaalt waarmee DNA in de chromosomen van de celkern van elk levend wezen wordt gerepliceerd. Dit bepaalt het tempo van het leven.

Misschien is dit de reden waarom de minder energie die in de vorming van het gemuteerde DNA is geïnvesteerd, ertoe leidt dat de mutantcellen de snelheid van hun replicatie chemisch versnellen, zoals kan worden gezien in de versnelde groei van kanker.

Dit tijdsverschil is logisch vanuit een chemisch of energetisch standpunt, waar de beïnvloedende factor het veranderende karakter van de elektronische materie is. De magnetische massa van de geest daarentegen zal op geen enkele manier, in geen enkele vorm worden gewijzigd, omdat de geest een stabiele vorm van magnetische massa is; en hij is onafhankelijk van de elektronische materie van het fysieke lichaam.

Deze wijzigingen die aan het DNA van het fysieke lichaam worden opgelegd, zullen aanvaardbaar zijn, zolang het aantal gemuteerde cellen niet groter is dan het aantal gezonde cellen. Zodat het hele organisme niet voorgoed instort. Zoals blijkt, zal het cellulaire lichaam niet lang bestand zijn tegen deze versnelde groei van mutantcellen, omdat deze functionaliteit, die logisch is vanuit chemisch oogpunt, niet overeenstemt met dezelfde omstandigheden als de mens die oorspronkelijk werd gevormd.

Het verstoorde proces kan worden omgekeerd, maar alleen als de persoon beseft dat het kankerprobleem van chemische aard is, en als hij zijn voedingsstrategie op tijd kan veranderen. In dit geval zal de magnetische massa van de geest niet worden losgekoppeld van de elektronische materie van het lichaam, maar de geest zal worden versterkt door deze kennis, die het enige is wat hij mee terug kan nemen wanneer het tijd is om naar zijn geestelijke wereld terug te keren. Dat wil zeggen, alleen de kennis van het chemische proces zal de magnetische massa van de geest versterken.

De geest kan niets dat elektronische materie bevat mee terug nemen naar zijn geestenwereld; want de geest bestaat alleen uit magnetische massa zonder enige elektronische materie. Het heeft dus geen zin om op aarde materiële rijkdommen te vergaren, maar wel een schat aan kennis.

Dergelijke modificaties kunnen door het oorspronkelijke genoom van de kiemcellen niet worden getolereerd, zodat de modificaties die het individu dat deze modificaties heeft aangebracht, heeft verworven, aan zijn nakomelingen zullen worden doorgegeven. Dit verklaart voor een deel waarom sommige van deze aanpassingen of mutaties voortdurend voorkomen, en waarom het uiterlijk van de wezens ten goede verandert. Maar deze wijzigingen moeten groter zijn bij de mens, want wat wij waarnemen is dat er vele vormen van mensen zijn binnen een en hetzelfde ras.

Daarom ligt het aantal ziekten als gevolg van deze voortdurende genetische modificaties momenteel in de orde van 4.000. De meest voorkomende is cystic fibrosis. Er is echter zeer weinig bekend over dit verband met het erfelijke karakter van kanker, maar slechts matige veranderingen die zich manifesteren in de generaties die ze erven.

Maar kanker is niet erfelijk. De niet-erfelijke aard van kanker wordt aangetoond door Dr. Paul Liechtenstein van de afdeling Medische Epidemiologie van het Karolinska Instituut. Een universitair medisch instituut in Zweden.

Dr. Liechtenstein analyseerde de klinische gevallen van 44.788 homozygote tweelingen, d.w.z. individuen die een identieke genetische configuratie delen. Voor de gegevensanalyse werden gevallen uit medische dossiers van aan kanker overleden tweelingen uit Zweedse, Deense en Finse overlijdensregisters bestudeerd om de statistieken van het hebben van kwaadaardige tumoren in 28 verschillende delen van het lichaam te beoordelen. In elk van de registers werden de medische dossiers van tussen 1886 en 1958 geboren tweelingen geanalyseerd. Alleen al tussen 1926 en 1958 was meer dan de helft van slechts één van de tweelingen gestorven aan een of andere vorm van kanker.

Uit de analyse had moeten worden geconcludeerd dat de andere tweeling van de broer of zuster die was getroffen door maag-, colon-, long-, borst- of prostaatkanker enz. hetzelfde risico liep om aan dezelfde ziekte te lijden als gevolg van genetische gelijkenis. Het resultaat was echter dat de genetische factoren weinig bewijs leverden voor de waarschijnlijkheid dat beide tweelingen vatbaar zijn voor het ontwikkelen van hetzelfde soort kanker.

Het is de chemische omgeving in de cellen die een cruciale rol speelt in de waarschijnlijkheid dat een tweeling deze afwijking krijgt, want of de tweeling kanker krijgt of niet, hangt af van hun voedingsgewoonten. Want het is de manier waarop we eten die ertoe leidt dat we het zuur-base-evenwicht binnen en buiten de cellen veranderen.

We gaan verder met methylering. In december 2007 heeft een van de leden van de onderzoeksgroep van het Britse Whitehead Laboratory, Rudolf Jaenisch, aangetoond dat er een verband bestaat tussen het verschijnsel methylering en de ontwikkeling van darmtumoren bij muizen. Voor hen is methylering de ophoping van overtollige methylgroepen in bepaalde delen van het DNA. Zij konden hieruit afleiden dat methylering de deactivering veroorzaakt van het gen dat toeziet op de juiste werking van het DNA, of dat dit het gen is dat tot taak heeft het begin van een genetische fout te herstellen of ongedaan te maken, en dat als gevolg daarvan de vorming van kleine poliepen in de hand wordt gewerkt. Methylering bleek ook de frequentie van darmtumoren bij muizen met 60-100% te verhogen, en de groei van microscopische tumoren gemiddeld aanzienlijk te doen toenemen.

DNA-methylering is in verband gebracht met de ontwikkeling van kankergezwellen bij de mens, omdat het een soort chemische modificatie in het DNA is die kan worden overgeerfd, mits de modificatie aanvaardbaar is.

Dit zou verklaren waarom kanker voorkomt bij kinderen die op jonge leeftijd niet genoeg vlees hebben gegeten. Maar in dit geval werd de methylering geërfd van de moeder. Omdat het een mutatie is die vanaf de dracht van de diploïde wordt geërfd, zal het moeilijker zijn deze chemisch ongedaan te maken, omdat zij deel uitmaakt van het gehele genetische conglomeraat van het kind. Deze veranderde genen functioneren volgens chemische logica, maar zijn biologisch ontwricht.

Terwijl normaal, bij een gezond geboren persoon, de genetische fout zou kunnen worden hersteld zonder merkbare veranderingen in de oorspronkelijke DNA-sequentie. Maar alleen de tussenkomst van de eigen natuurlijke chemische omgeving van de cel is noodzakelijk. Men kan deze verlichting helpen bereiken door terug te keren tot een vegetarische levensstijl, d.w.z. door plantaardige voedingsmiddelen te consumeren die geschikt zijn voor het cellulaire kader van een mens.

Zo kan het cellulaire systeem de kans krijgen om terug te keren naar zijn normale zuurgraad of pH-waarde. Met andere woorden, dit proces van omkering van methylering en tautomerisme zou ervoor zorgen dat de progressie van kanker vanzelf chemisch wordt onderbroken, aangezien de cellen over de mechanismen en hun eigen actie beschikken om zichzelf te corrigeren voor deze anomalieën, die wij door onze eigen schuld hebben veroorzaakt.

Hoe? Door regelmatig suiker te consumeren in de vorm van sacharose, zuivelproducten, groenten die rijk zijn aan oxaalzuur en frisdranken, omdat het enzym koolzuuranhydrase het kooldioxide in frisdranken omzet in koolzuur. Eet zeker geen vlees van welke soort dan ook totdat de versnelde groei van de gemuteerde cellen kan worden gestopt. Als men vleeseter blijft, zullen dezelfde kankeraandoeningen zich zeker herhalen.

Dit effect van gezond eten is dus wat een normaal proces regelt dat plaatsvindt via het mechanisme van genetische modificatie, omdat het ook adaptieve activiteit vereist van bepaalde genen in die geërfde regio's van het genoom, afhankelijk van wat de cellen op een bepaald moment tot uitdrukking moeten brengen of moeten doen.

Aangezien alle cellen die samen eenzelfde organisme vormen, een configuratie van basen in het DNA bezitten die identiek is, zal de verborgen sequentie van dat DNA een sleutelelement zijn voor de identiteit die door de toekomstige cel zal worden geërfd.

Dit proces, of het hebben van verschillende soorten cellen met verschillende activiteiten, is wat celdifferentiatie wordt genoemd, aangezien al deze cellen zijn ontstaan uit een diploide. Dit zou een logische en noodzakelijke veelheid van mutaties uit stamcellen zijn, zolang de basen in het DNA niet worden verwisseld, aangezien alleen de volgorde van de genen moet worden gewijzigd om andere levensvormen te produceren, of een grote verscheidenheid aan kenmerkende cellen die in het lichaam van een mens worden aangetroffen.

Ook is mutatie een natuurlijke en noodzakelijke reden voor de verbetering en vervolmaking van elk ras. Zo worden er bijvoorbeeld elke dag mooiere vrouwen en intelligentere kinderen geboren. De kwaliteiten voor het gedrag van elk wezen komen in hun magnetisch geheugen. Maar vanuit fysiek oogpunt zullen dit de meest capabele mannen en vrouwen zijn om bij te dragen aan de fysieke verbetering van hun ras.

Fysiek gedrag is anders dan psychologisch gedrag. Psychologisch gedrag is een activiteit die zijn oorsprong heeft in de magnetische massa. Dit psychologisch gedrag is een instinct van insecten zoals mieren en bijen, of dieren die met elkaar wedijveren, en alleen het vrouwtje en het mannetje die een hogere energetische kracht hebben, en daardoor een hoger genetisch en psychologisch vermogen tot verbetering van hun ras, zullen overblijven.

Dit betekent dat wanneer een cel zich deelt, deze cel in staat zal zijn om die verbetering of actualisering van zijn fysieke patroon door te geven aan zijn nakomelingscel. Maar het oorspronkelijke gedrag van de geest is belichaamd in de magnetische massa. Daarom kan deze kwaliteit niet verdwijnen door het loskoppelen van de geest van het fysieke lichaam, want de twee soorten energie kunnen niet worden gescheiden. Zij verdwijnen niet op dezelfde manier als tautomerisme en methylering verdwijnen, omdat tautomerisme en methylering kwaliteiten zijn die behoren tot de elektronische materie van het fysieke lichaam.

De natuurlijke methylering, de kenmerken en het sequentiële patroon moeten worden gehandhaafd in de harmonie en het genetisch geheugen van de fysieke materie van het levende wezen, omdat de magnetische massa van de geest de energie is die levensvorm geeft aan de fysieke elektronische materie. Daarom moet in de fysieke wereld de informatie behouden blijven in de nieuwe cel die gevormd moet worden. Bijvoorbeeld, als de nieuwe cel die ontstaat tot het hart behoort, moeten de cellen die gevormd worden de functie van hun voorlopers behouden om dezelfde instructies te erven over hoe samen te trekken en uit te zetten om het werk van het uitwerpen van bloed voort te zetten.

Maar als de cel wordt gewijzigd door tautomerisme en methylering, gaan de werkingskenmerken van de elektronische materie van het fysieke lichaam verloren, en zal de nieuwe cel die ontstaat niet langer in staat zijn dezelfde functie uit te oefenen als zijn voorouder. De juiste volgorde van guanine-keto, cytosine, thymine en adenine basen in het DNA van de cel is wat deze basen in staat stelt zich foutloos te repliceren, maar zij moeten ook de instructies dragen die in de nieuwe cel die wordt gevormd, moeten voorkomen.

In cellen zijn het, zoals gezegd, de ribosomen die de taak van eiwitsynthese uitvoeren, en vergelijkbaar met het voorbeeld van het lezen van een tekst met spelfouten, moet het ribosoom die sequentie herkennen en goed analyseren, om te proberen de kans op het introduceren van een fout zo klein mogelijk te maken, wat zou kunnen leiden tot het verkeerde resultaat van verwarring en functie ten opzichte van de juiste eiwitten die door gezonde cellen worden geproduceerd. Dit proces van ribosoom- en celkernfunctie is afhankelijk van de zuurtegraad binnen de cel, maar meer specifiek binnen de celkern. Het is vermeldenswaard dat het Golgi-apparaat het organel is dat de functionaliteit inspecteert van de eiwitten die in de ribosomen worden geproduceerd.

Laten we zeggen dat dit een zeer zorgvuldige analyse was, om te weten hoe onze cellen functioneren, en wat het soort energie is dat hen laat functioneren om mobiliteit te geven aan alle levende wezens; dat wil zeggen, zodat elektronische materie kan worden omgezet in andere vormen van elektronische materie, en kan worden gebruikt door de magnetische massa van de geest om de vorm van leven te geven aan ieder wezen, in dit fysieke station van de Aarde.

Onze enige bedoeling met deze serie boeken is uit te leggen hoe het Universum begon; en dat het Universum de schepper is van de energie en alles wat bestaat in het Universum, met het doel dat de mensheid haar manier van denken en handelen verandert; omdat, door het gebrek aan kennis van haar oorsprong, de mens zichzelf, het bos en alle dieren vernietigt, die misschien geen notie hebben van hun bestaan, maar wel gevoelens hebben. Omdat het dringend noodzakelijk is op tijd te handelen om de dieren en de planeet Aarde te redden van de desintegratie van het leven.

BETREFFENDE HET WERK VAN DE AUTEUR

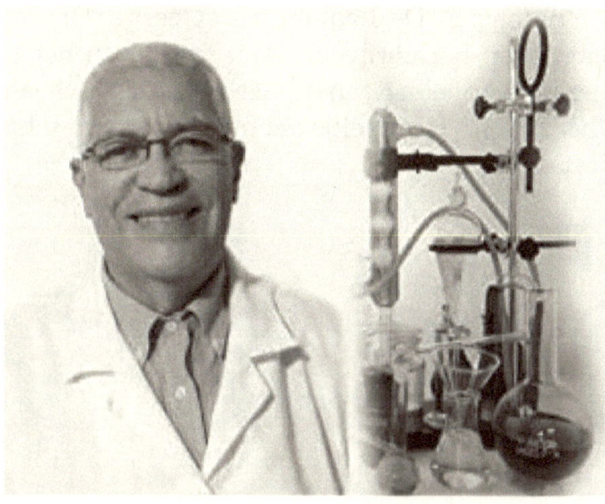

Afgestudeerd aan de School voor Scheikunde, Faculteit Weten-schappen, Universidad Central de Venezuela, met een graad in Chemische Technologie. Postdoctorale studies in voedingswetenschappen en -technologie. Speciaal werk op het gebied van de chemie van natuurlijke producten en de chemie van ziekten. Ontwerper van chemische processen. Boeken die u kunt vinden op Amazon.com®. Deze boeken moeten herzien worden naarmate we meer weten over hoe het heelal is ontstaan: "De chemie van kanker". "De chemie van diabetes. "De hartaanval". "De ziekte van Alzheimer. "De chemie van artritis". "De chemie van het denken". "De chemie van de geest". "Hoe het heelal werd gevormd". "De Expensalisten". "Waarom je geen vlees moet eten. "De microwereld. "Bestaat God Echt? "Bezwaar tegen Albert Einstein's Relativiteit'. "De toekomst voorspellen'. "De vergissing van de grote wetenschappers. "Leven op de Zon. "Het Universum voor Nul-Tijd'. "De energie van de geest. "De oorsprong van kanker. "De wereld van cellen. "De chemie van ziekte. "Het deeltje dat het universum schiep. De chemie van kanker, zevende editie. "De chemie van diabetes", zesde editie, "De chemie van hartaanvallen", vierde editie, "De chemie van het geheugen", "De chemie van artritis", derde editie. "De scheppende kracht van de geest. Het deeltje dat het heelal vormde, derde editie. "De Oorspronkelijke Massa van het Universum." "Je moet geen vlees eten". "De oorsprong van het lichaam en de geest". "Aanbid het Universum. "Suiker een Vijand in de Keuken. "Tijdreizen. De chemie van diabetes, nummer 7. De chemie van hartaanvallen nummer 5. Het

Geheugen van de Geest Aflevering 1, De Chemie van Artritis Aflevering 5. "Het Beginpunt van het Universum" Het Deeltje dat het Universum schiep Nummer 5 "De Evolutie van Geest". "Het leven van de
Geest". "Wetenschap herschrijven". "Het Begin van het Universum'.
"Spirituele groei. "Koppeling van de Geest met het Lichaam. "De Oorsprong van het Leven. "Het deeltje dat het Universum schiep, Issue 8'.
"De Dood Bestaat Niet'.

www.ingramcontent.com/pod-product-compliance
Lightning Source LLC
Chambersburg PA
CBHW031406160726
47993CB00003B/1123